健康で、美しく、幸せになる！

ココナッツ癒しパワー

Coconut Cures

Preventing and Treating Common Health Problems with Coconut

ブルース・ファイフ 著
白澤卓二 監訳

Healthy Eating

医道の日本社
Ido-No-Nippon-Sha

Coconut Cures

Preventing and Treating
Common Health Problems with Coconut

Bruce Fife, N.D.

Foreword by
Conrado S. Dayrit, M.D.

—

この本をポール・ソスの思い出と、
ココナッツの治療効果に関する知識を
世界に広めようとした彼の理念に捧げます。

監訳者まえがき

順天堂大学大学院医学研究科 加齢制御医学講座 教授
白澤卓二

本書の原題は『coconut cures』です。直訳すると「ココナッツで治療する」となります。米国でドクター・ココナッツとして知られるブルース・ファイフ氏が、ココナッツオイルをはじめ、果肉、ココナッツウォーター、ココナッツミルクなど、果実のすべての健康効果をくわしく紹介しています。後半には、ココナッツ製品のレシピ、治療への応用についても解説しており、まさにココナッツ完全本という位置づけです。

私がココナッツに注目したきっかけは、ココナッツオイルがアルツハイマー病を予防・緩和するということを知ったからでした。ココナッツオイルには、中鎖脂肪酸と呼ばれる脂質が豊富に含まれています。中鎖脂肪酸は肝臓で代謝されて、ケトン体という物質に変わり、ブドウ糖に代わって脳のエネルギー源として働きます。それによって、認知症の改善をもたらすことが研究で明らかとなっています。中鎖脂肪酸はそのほかにも、抗菌作用や活性酸素を無害化する作用もあります。

このような健康効果を持つココナッツオイルは、ココナッツの白い果肉部分(胚乳)から、脂肪分を圧搾・抽出してつくられています。ココナッツオイルが体によい油なのですから、ココナッツそのものも、体によい果実なのです。

最近は、ココナッツの食文化圏ではない日本においても、ココナッツオイルが話題を集めていることもあり、乾燥ココナッツ、ココナッツウォーター、ココナッツミルクといったココナッツ製品が健康食品店やインターネットで購入できるようになってきました。

私はココナッツのすべてに、人を癒す力が詰まっていると考えています。ですから、本書を『ココナッツ癒しパワー』と名付けました。いま、医療の主流は予防医療です。病気を予防する基本は、毎日の適切な食事、運動、睡眠です。その生活習慣に、手軽にできるセルフケアとして、ぜひココナッツを取り入れてみてください。なぜココナッツが病気の予防に役立つのか、本書を読めば、おわかりいただけると思います。

まずは、ココナッツオイルの摂取から始めてみることをお勧めします。本書では、大さじ3・5杯のココナッツオイルを健康維持量として推奨しています。私も毎日、大さじ2~3杯以上のココナッツオイルを摂取するようにしています。ココナッツの癒しの力を、皆さんの生活に役立てていただけたらと思っています。

序文

コンラッド・S・デイリット
医学博士・米国心臓病学会特別正会員・フィリピン心臓病学会特別正会員・フィリピン内科学会特別正会員・フィリピン大学医学部名誉教授

「ココナッツオイルの中鎖脂肪酸が、乳児、子供、回復期の患者、高齢者、アスリートらに効果があるのなら、ココナッツオイルは悪いはずがない」

好奇心あふれるブルース・ファイフ氏のこの気づきによって、医学誌に埋もれていたココナッツオイルの真実が世に出ることとなりました。ファイフ氏のココナッツに関する4冊目となる本書は、ココナッツ、なかでもココナッツオイルの健康面の効果と治療法について取り上げています。

ココナッツオイルは栄養価が高く、安全な食べ物です。ココナッツ自体の栄養に加え、他の食品の栄養、特に脂溶性ビタミン類やミネラル類の吸収を促してくれます。同時に、細菌、真菌、ウイルスなどの感染から体を守ってくれます。ココナッツオイルは広範な作用を持った薬でもあります。しかも副作用はなく、耐性が生じることは確認されていません。なんとすばらしい自然からの贈り物でしょう。

これらの効果は、ほんの序の口です。ココナッツオイルは体の免疫力、防御力、機能を調整し、代謝を改善して治癒力を高めてくれます。糖尿病、喘息、アテローム性動脈硬化症、高血圧、関節炎、アルツハイマー病、がんなど、さまざまな疾患に働きかけます。

このような疾患の症状には、基本的に炎症が関わっています。白血球が体の感染部位や障害部位に集まって生じる炎症は、体の防御・再調整の仕組みです。うまくいけば炎症は自然に治まります。しかし、うまくいかない場合は炎症が長引いて慢性化し、症状の悪化、合併症などを引き起こします。

治療では病因を調べ、炎症の緩和を試みます。体の炎症過程は、非常に複雑な作用と物質が関わっていて、私たちは依然、それを解明しようとしています。インターロイキン、インターフェロンなどのサイトカイン【注：免疫や炎症に関わるタンパク質】は、マクロファージ、T細胞、B細胞といった免疫細胞から分泌されます。体には、米国防軍がうらやむ防御兵器工場が備わっているのです。残念ながら私たちは、このような体を持っていても、神が私たちのためにつくってくれたもののすべてを解明できていません。

そこで、自然に助けを求めると、そこにはココナッツ（果肉、ココナッツウォーター）があります。自然は、もう1つの防御兵器工場を造ってくれていたようです。ココナッツには、私たちがすぐ利用できる抗炎症因子や調整因子などが含まれています。研究によって、ココナッツオイルには炎症性サイトカインを抑制し、抗炎症サイトカインを活性化させることもわかっています。このような発見から、ココナッツオイルが広範な症状に役立つ可能性がある理由を垣間見ることができるでしょう。

フィリピンでは、さまざまな疾患の治療にココナッツオイルを使っており、ココナッツオイルを「瓶に入った薬局」と呼んでいます。たくさんの成功談が明らかになるとともに、ココナッツオイルの供給が追いつかない状態です。本書の9章では、ココナッツオイルを含むココナッツ製品で治療可能な疾患を取り上げています。ファイフ氏は、さらに多くの成功談を求めています。

ここに、ファイフ氏がまだ知らないすばらしい成功談があります。私の従兄弟に、フィリピン大学医学部を卒業した同級生がいます。彼は、肌、目、口、鼻などが乾燥するシェーグレン症候群になってしまい、目を潤すために目薬を1時間ごとにさしたり、肌や唇が荒れないようにベビーオイルをつけたりしていました。同窓会で彼に会ったとき、私はバージンココナッツオイルの瓶を何本か渡して、毎日小さじ3杯摂取するように言いました。先日の夜、彼は電話をしてきて、症状が80～90％改善したと話してくれました。食欲が出て体重が元に戻り、肌は弾力性を取り戻し、目薬は1日に2～3滴で十分になったようです。わずか2カ月間で、ココナッツオイルだけでこの奇跡が起こりました。

この不思議なオイルには、飽和脂肪酸が含まれているため、心臓病の一因だという汚名を長年にわたって着せられてきました。実際には、食べ物としてココナッツオイルを毎日摂取する人たちは、心臓病、がん、糖尿病などの疾患にほとんど、あるいはまったくかかっていません。3章には、悪性の乳がんを発症した女性の「がん闘病記」があります。家族でがんにかかった人はおらず、ココナッツオイルや飽和脂肪酸の摂取は避けて、医師に勧められた大豆油やコーン油を摂取していました。デザイナーフーズピラミッド【注：米国国立がん研究所が発表したがんを予防する食品リスト】に基づいて選択した良質の植物油が、がん、糖尿病、心臓病、アルツハイマー病など、現在、米国で起こっている健康問題の真犯人なのでしょうか。

知識は成功と失敗から得られます。ココナッツオイルがどのように機能し、あるいは機能しないのかについては、膨大で広範なたくさんの研究が必要です。私たちは、生命の神秘を謎のままにするのではなく、寿命（120～140年）をまっとうできるように、一段と健康に生きられるようになるための方法を解き明かすことが求められています。

CONTENTS
目次

CONTENTS

＊9章「ココナッツ治療法」は、医学的なアドバイスではありません。各疾患の治療については、医師に相談の上、進めてください。
＊ココナッツオイルは25℃以下になると、液体から固体になります。排水口に流すと詰まる可能性があります。髪や肌に塗った後、吸収されなかった余分なオイルはペーパータオルなどでふき取り、燃えるごみとして捨ててください。

1

奇跡を起こす人

ポール・ソスという素晴らしい人の話をしましょう。ロードアイランド州ニューポート市のテムズ通りから少し入った彼の小さな店で、私が昼食を食べていたときのことです。突然、男性が正面の入り口から飛び込んできました。

「ポールはどこにいる？」と彼は苦痛に顔を歪めながら叫び、血がしたたり落ちている布を手に握っていました。その男性を見た瞬間、私は食欲を失いました。華奢で高齢のフィリピン人店主が奥の部屋から出てきて「どうした？」と尋ねました。店主は、友人にポールと呼ばれているポーフィリオ・パラン・ソスその人でした。

「事故だ。草刈り機で手を切った。なんとかしてくれ！」

「こっちに来て」と、ポールは彼をカウンターの後ろに連れて行くと、傷の状態を確かめました。親指の先がぶら下がっていて、薄皮一枚でつながっていました。幸い、骨折はしていないようです。ポールは親指の先を持ち上げて、本来の場所に戻してからガーゼで包み、ココナッツオイルの中に浸しました。

ポールは「ガーゼをココナッツオイルでいつも湿らせた状態にして、2、3日したら見せに来て」と伝えました。数週間後、店の常連だったその男性をまた見かけました。驚いたことに、親指は完全に治っていて、傷もありませんでした。

こうしたことは、この店でよくあるようでした。さまざまな健康の問題について、ポールのアドバイスと治療を求める熱心な客がたくさんいました。ポールは、医師免許を持っていませんでしたが、健康に問題のある人があらゆる所から彼を訪ねてきました。

ある中年の女性は、長年、慢性的な皮膚症状に悩まされていました。医師は病気を特定することができず、塗り薬や錠剤を出してくれたものの、効果はなかったようです。彼女は必死で、治すためなら何でもしようと考えていました。ポールはその女性に、肌の患部をココナッツオイルでマッサージするよう指示しました。女性がココナッツオイルを毎日使い始めると、驚いたことに症状は魔法のように消えました。女性はポールの熱烈なファンになり、店を継続的に訪れてココナッツオイルを買い続けました。

私も彼のココナッツオイルで、奇跡的な回復を遂げた一人です。私は以前、後頭部に硬貨大のかたい腫瘍《しゅよう》がありました。主治医には手術による除去を勧められたのですが、手術をする前にポールに見せました。「ココナッツオイルをつけて、少し押すように」と言われました。常に湿った状態になっているようにオイルを絶えずつけました。テレビを見ながら数時間こうしていました。しばらくすると、腫瘍がやわらかくなり、中の液体が毛穴から出てきて、塊は消えてしまいました。その後、腫瘍はまったくできていません。

最初は、ポールの店で目にすることや客の話に驚いていましたが、そのうち奇跡的な治療を見るのに慣れてしまいました。ニューポートのあらゆる場所から、人々はやって来てココナッツオイルを買い、治療を受けていました。ポールは治療に必ずココナッツオイルを使っていました。

ココナッツオイルだけを使う治療者として、ポールは町中で有名になりました。いくつかの新聞記事がポールとココナッツオイルについて取り上げました。大手化粧品会社も、何社かポールの元を訪れてオイルの秘密の製法を買い取りたいと申し出ましたが、彼は売りませんでした。ポールにとって自分自身の仕事をして、商品の品質を管理することの方が、金銭的な利益よりも重要でした。

彼はココナッツオイルの治癒力を信じていて、お金を得ることよりも人助けをしたかったのです。彼にとってココナッツオイルは万能薬で、あらゆる病気に役立つものでした。

健康の秘密が入った瓶

私がポールに初めて会ったのは約25年前です。当時、彼は70代後半でした。彼の小さなお店まで歩いて行ったことを覚えています。店の外には「ココナッツオイル：石器時代の自己治癒療法」と書かれた看板が出ていました。別の看板には「ココナッツオイル：毛穴から末端神経に届き、痛みを直ちに取り除きます」と書かれていました。マンゴーやココナッツがショーウィンドウの内側に並べられていて、なんて奇妙な、と思いました。この独特の魅力に引き寄せられて、私は店に入りました。

店内は小さな食料品店のようでした。テーブルが3つといくつかの椅子。カウンターの後ろの棚にはオイルが入った瓶がたくさん置いてありました。奥には小さな調理台、冷蔵庫、美しい鉄製コンロと大型オーブンがありました。さらにその奥には、納戸のような広さの小さな部屋があって、木製のベッドが置いてありました。ここがポールの寝室で、店が自宅でした。手の込んだところやしゃれたところはまったくなく、彼は最低限必要なものだけで生活していました。

私たちはよい友達になり、彼は自分のココナッツオイルについて、また病気を治す方法について話してくれました。ポールには、体臭や口臭がまったくありませんでした。驚いたことに、私が彼と知り合ってから約25年の間、彼は石けんを使ってシャワーを浴びたり、お風呂に入ったりまったくしていませんでした。その代わり、毎日、頭の先から足先までココナッツオイルでマッサージをしていました。ココナッツオイルを少し飲み、調子がよくないときにはたくさん飲んでいました。70代や80代になっても極めて健康で、体調がよく、顔にシワがほとんどなかったのは、ココナッツオイルのおかげでした。

酒は飲まず、煙草も吸わず、ほぼ何でも食べましたが、ジャンクフードは食べませんでした。腸がきちんと機能していれば何でも食べられて、体外にすぐ排出できると彼は思っていました。「消化管をきれいにすることが大事」と彼は話していて、そのためにプルーン、ココナッツミルク、アプリコットとショウガを煮たミックスジュースをつくっていました。これを裏ごしして、アイスクリームやケーキにかけたり、そのまま食べていました。ポールは腕のよい料理人で、彼がつくった物は何でもおいしく、今でも彼の料理が恋しいです。

ポールの店は小さなレストランでしたが、食品は売っていませんでした。大きな鍋で料理をつくり、お腹をすかしてやってきた客や友人に振る舞っていました。

毎日、盲目の男性が杖をつきながらポールの店に来ていました。ポールは飛びきりおいしい料理を彼につくっていました。何年もこれを続けて、1ドルか2ドル払ってもらっていました。男性が恥ずかしい思いをしないように、ポールは代金を受け取らざるを得ませんでした。ポールは身長が約150cm、体重は約54kgと小柄でしたが、広い心を持っていました。

ポールはココナッツオイルが本当に好きでした。会話の最初か最後は、ほとんどココナッツオイルに関する話でした。「ココナッツは食品の王様で、マンゴーは女王だ」と言っていました。ココナッツオイルの瓶を持って「健康の秘密はこの瓶の中にある。世界中で何百万人もの人が餓えや病気で死んでいる。この問題に対する答えはここにあるのに、そうした状況を見るのは悲しい」と話していました。

ポールはココナッツオイルの宣伝をまったくしていませんでしたが、オイルは口コミで自然に売れていきました。誰もが一度使い始めると、その虜になっていました。すばらしい調理用油で、また市販のクリームやローションより優れていて、治療用の軟膏としても比類なきものでした。商売は小規模で、ココナッツオイル以外の商品はほとんどなく、従業員もいませんでした。

はじめての客は、どういう店か知らずに入ってきました。店に入ると、ポールは笑顔で挨拶をして、ココナッツオイルについて話し始めました。その人に聞く気持ちがあれば、ずっとしゃべり続けました。「切り傷、風邪、頭痛、やけど、日焼け、水ぶくれ、引っ掻き傷、喘息、関節炎、リウマチ、関節や筋肉のこわばり、結膜炎、歯痛、歯肉の腫れ、動脈硬化。何でも効く」と彼は断言しました。また、「ココナッツミルクが入った飲み物を振る舞って「健康にいいよ。コーラとは違う」と言いました。

多くの人は騙そうとしているだけと思ったかもしれませんが、ポールの気さくな態度と温かいもてなしによって、すぐに納得しました。ココナッツオイルを少しつけて感触を試してもらい、客に痛みがあれば、オイルでマッサージして、代金は取りませんでした。無料でココナッツオイルのサンプルを渡し、人生や健康に対する持論を展開しながら食事を出しました。そして、どのような健康上の問題にも試してみるよう客に勧めました。

徐々に忠実な信奉者は増えていきました。「最初の人には、大半は無料で渡して、そこから口コミで広がる」と彼は話していました。客はオイルをいったん使い始めると、どれほど凄いものかがわかり、さらに買いに来ることをポールは知っていて、それで商売は成功していました。実際にココナッツオイルに効果があったことも成功の理由です。効果がなければ、商売は50年近く続くことはなかったでしょう。

客にはさまざまな職業の人がいました。プロテニスプレーヤーや人気作家などが常連客でした。ポーツマスでハーブ農園を経営しているキャサリーン・コタは、店に来ると大きな瓶を2本購入していきました。1本はマッサージ用、もう1本は食用でした。「お茶やコーヒーに入れているの」と彼女は話していました。

ポールは決して、特定の疾患の治療用としては、ココナッツオイルを売り込みませんでした。瓶のラベルには「万能ココナッツオイル：肌、髪、体、食用に毎日使えます」と書かれていました。ココナッツオイルを使った人は、ほぼあらゆる疾患や健康問題に効果があることを実感しました。人々は店にやって来ると、ココナッツオイルで疾患が緩和したり、健康上の問題が治ったと彼に伝えました。ロナルド・レーガン大統領が痔の問題を抱えていた１９８０年代、ポールは「彼の手元にこのオイルがあったら、痔にはならなかっただろう」

と言っていました。

人間にも動物にも効果がある

軟膏としてココナッツオイルの右に出る物はありません。ポールは乾癬《かんせん》も含め、あらゆる皮膚疾患が治ると話していました。症状が消えるまで皮膚は絶えずオイルで湿らせる必要があります。「ココナッツオイルを傷口につけて少し押すと、出血は止まる」と彼は言っていました。ココナッツオイルは感染も予防します。体全体をマッサージすると体温調節に役立ち、熱があるときには熱を下げます。虫さされ、漆によるかゆみ、痛みや腫れも軽減します。やけど、床ずれ、シワ、ニキビ、フケ、荒れた唇、凍傷、おむつかぶれ、歯肉痛にも効果があります。

女性が妊娠中や出産後に使うと、妊娠線が防げます。ある産婦人科医はポールからこのことを聞き、今でもすべての妊産婦に、妊娠線を消すためにココナッツオイルを使うよう指導しています。

ポールは「ココナッツオイルが毛穴から皮膚に浸透して皮膚を浄化し、体から老廃物を排出する」と言っていました。ココナッツオイルが毛穴から浸透して詰まっている老廃物を溶かし、ニキビや腫れ物に効果があると主張しました。ポールは、化粧をした女性を見ると、いつもがっかりしていました。化粧品が毛穴を詰まらせて、シワの原因になるからです。

私の妻は、胸に消しゴム大の黒いほくろがありました。ポールは、ほくろが常に湿った状態になるように、ココナッツオイルを頻繁に塗るよう妻に言いました。1日1回塗れば、ほくろは徐々に消えるけれど、肌が絶えず湿った状態であれば、もっと早く消えると伝えました。妻は指示された通り1日中、1〜2時間おきにココナッツオイルを塗りました。何日か経つとほくろは小さくなって、毛穴や小さな穴ができ始めて、最終的には取れ、妻はたいへん驚きました。

私が飼っている犬にも奇跡が起きました。私は犬を2匹飼っていて、そのうちの1匹の目の横にこぶができました。獣医は、目の近くにある腫瘍で危険だからすぐに手術するよう勧めました。私はココナッツオイルが人間に効果があるなら、動物にも効果があるはずだと考えて、犬のこぶにココナッツオイルを塗り始めました。こぶは次第に小さくなって、最後には消えてしまい、その後、二度とできませんでした。

しばらくしてから、もう1匹の唇のすぐ上に傷ができました。獣医は抗生物質を出してくれましたが、効果はありませんでした。1週間後、薬を止めて、傷にココナッツオイルを塗り始めました。数日間悪化した後、治り始めて、難なく回復しました。

この結果を聞いても、ポールは驚かず、「ココナッツオイルは人にも動物にも効果がある」と言いました。彼の父親は飼っていた牛に、焼き印を押した後にココナッツオイルを使っていたようです。痛みを和らげ、傷を早く治すためでした。

命の木

ポールは毎日、小さじ1杯のココナッツオイルを飲んでいました。体の内側と外側の両方を若く保つための強壮剤のように使用していました。ココナッツオイルは強壮剤であると同時に、健康回復剤でした。「健康で、美しく、幸せになれる」とポールはよく話していて、若さの源泉と考えていました。

私は何年かの間、彼の店をほぼ毎日訪れていました。彼の店のココナッツオイルは、市販のどのオイルより優れていました。私はオイルづくりの作業をよく手伝っていました。ココナッツは卸売で購入していました。1つの袋の中に、ココナッツが20個入っています。大半はメキシコ産でした。品質はよいときもあれば、よくないときもあり、当然それが最終的な製品に影響します。

約16～20Lのココナッツオイルをつくるのに約3日かかり、それをさらに30日程度寝かせていました。まずココナッツをハンマーで割り、果肉を取り出して、細かく砕いて圧搾します。この圧搾工程でポールは、手持ちのジャガイモつぶし器を使っていました。この作業を何時間も行い、最終的にオイルと水分を分離させました。ある日、私はココナッツを搾る手伝いをすることにしました。ポールは当時82歳でした。私は比較的若く健康でしたが、15分くらいしか続けられませんでした。手がけいれんして、中断せざるを得ませんでした。ポールにもっと簡単な方法があるはずだと伝えました。

その後、私はココナッツを買いに行ったときに、ワイン用のブドウ搾り器を見つけました。190L入るブドウ搾り器を購入し、ポールに使ってみるように言いました。ポールの負担はブドウ搾り器ではるかに少なくなり、ココナッツオイルは最低でも2倍つくることができるようになりました。

ポールの成功は、ココナッツオイルを使うことから生まれました。ココナッツオイルはフィリピンを始め太平洋諸島では、何千年もの間利用されてきて、こうした地域の人々には「あらゆる病の治療薬」とみなされてきました。また、南国の人々にとってココヤシの木は、生命の糧です。フィリピンの古くからのことわざでは「ココナッツの木を植える者は、舟、衣服、食糧と飲料、自分の家、そして自分の子供たちへの遺産を植える」と言われています。他のどの植物よりもココヤシは、人が利用できるさまざまな製品を生み出します。そのため、ココヤシはフィリピンでは高く評価され、「命の木」と呼ばれています

健康で、美しく、幸せになる

ポールはフィリピンで１８９５年10月2日に生まれました。５人兄弟の上から2番目で、父親は牧師でした。地元民が病気になると、父親は当時、フィリピン全土で行われていたココナッツオイルを使った伝統的な治療を行っていました。オイルは代々伝えられてきた方法でつくっていました。ポールは父親から新鮮なココナッツオイルのつくり方を学びました。

若い頃、ポールは家の農場で働いていました。第一次世界大戦が起こると、米海軍がフィリピン人を雇用し始めました(当時、フィリピンは米国領)。若かったポールは、料理人として職を得て、海軍に3年勤務しました。終戦後は海軍関係の組織で、１９２５年まで料理人として働きました。その後、ニューヨークに移り、フィリピン人の友人とともに暮らしました。いくつかの店で働いている間に、彼の料理人としての腕は磨かれました。また、料理

人、運転手や雑用係として、何軒かの裕福な家庭でも働きました。おいしい食事をつくり、雇用主の子供、動物などの世話をしました。

あるとき、彼の仕事に満足していた雇用主は、彼に「報酬を与える」と言いました。間もなく、雇用主は飛行機事故で亡くなりました。ポールの話によれば、雇用主は多額のお金を残してくれたそうです。どれほどの額だったのかはわかりませんが、数千ドル程度ではないかと思います。彼にとっては膨大な額でした。ポールは、そのお金はフィリピン人の友人に、コロンビア大学に行って医師になる資金として渡しました。その友人からお金を返してもらおうとは思っておらず、医師として成功したら、残りのお金はフィリピン人の支援に使うよう伝えました。ポールはこのように、いつも人を助けようとし

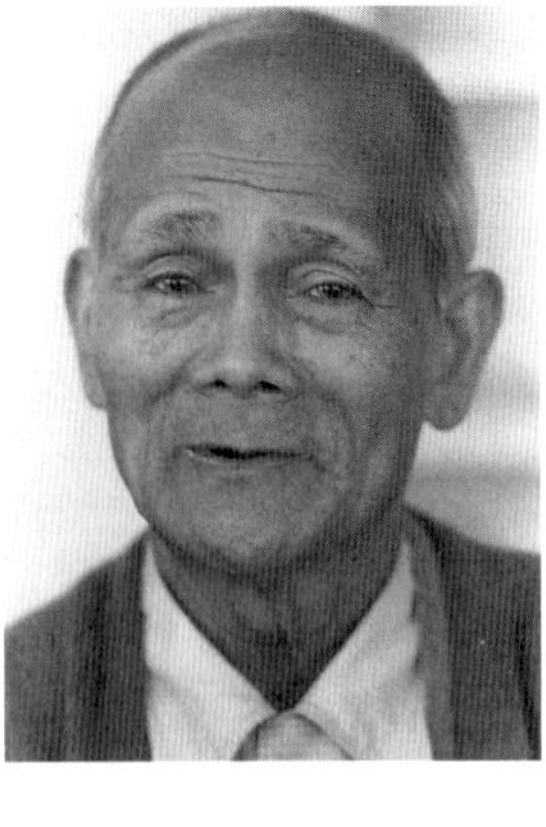

ポール・ソス

1995年にポール・ソスは100歳になりました。マサチューセッツ州レホボス市から最高齢市民として表彰されました。100歳を超えてなお心身ともに元気だった彼は、祝福に訪れた人々に料理を振る舞いました。

ていました。

その後、ポールはココナッツオイルをたくさんつくり始めて、人々が病気のときには、みんなを助けました。しかし、父親から受け継いだ昔ながらの製法は、水分の割合が多く、数週間で悪臭がしてきました。ポールは水分をすべて取り除くことができる製法に改良して、それによって保存できるココナッツオイルをつくることができるようになりました。

57歳（1952年）で退職すると、ココナッツオイルの販売を本業にすることを決めました。「ココナッツオイルは役に立つ商品で、人々のニーズに合っている。健康で、美しく、そして幸せになる。寿命が延びて、より健康的に生きられる」と彼は言っていました。その後の45年間、彼はココナッツオイルの効果を広めることに専念しました。

1998年3月28日、ポールは102歳の長寿で亡くなりました。彼の知人によれば、彼は年齢より若く見えて、年齢以上に活動的で、最後まで体が動き、ココナッツオイルをつくり続けていたそうです。ポールはまさに若さの泉を発見したのです。私がこれまで会った中で、最もすばらしい人でした。彼がいなくなり、寂しいです。

2

命の果実

ココヤシの果実

ココヤシの木は、自然が与えてくれた奇跡の1つです。その用途は1000通りあると言われています。ココヤシのあらゆる部分を、何らかの用途に利用できます。生命を維持するために必要なものすべてを、ココヤシの木から得ることができます。体の栄養になる食べ物と飲み物、健康を維持・回復するための薬、家や衣服をつくる材料、生活の道具などを生み出します。インドでは、ココヤシは「kalpa vriksha」、つまり「生きていくために必要な物をすべて与える木」と言われ、フィリピンや太平洋諸島では「命の木」と呼ばれています。

ココナッツを木の実と考える人もいれば、種と呼ぶ人もいます（植物学的にココナッツは木の実ではなく種に分類されており、「最大の種」として知られている）。ココナッツを毎日使っている熱帯地方の人々は、ココナッツを命の木の果実と考えています。栄養価とその薬理効果からも、ココナッツは「命の果実」と呼ぶにふさわしいでしょう。

熱帯地方では、ココヤシをよく見かけます。あらゆる場所にたくさん生えていて、島の平和の象徴になっています。熱帯地方以外の場所に住んでいる人は、ココヤシの木を実際に見たことがないでしょう。もしかしたら食料品店で、茶色いココナッツを見たことはあるかもしれません。ココナッツは自然な状態だと、食料品店にある物の2倍以上の大きさがあり、厚くなめらかな緑の殻に覆われています。海外に出荷される際には、この殻ははぎ取られます。熱帯地方以外の店頭には、内側の硬い茶色の皮が見えた状態でココナッツが並んでいるのです。

果実をつける大半の植物とは違って、ココヤシの木は一年中実がなります。つまり、常に旬です。ココナッツは一般的に5~12個まとまって実ります。もっと多く実ることもあります。成熟したココヤシは通常、毎月1房、年間では12房なり、生産性が高いココヤシの場合、年間100~140個のココナッツがなることもあります。

ココナッツは約14カ月で完全に成熟し、硬くて茶色の殻、液体（ココナッツウォーター）と白い果肉の層ができます。味、食感、大きさ、果肉や液体の量はココナッツの成熟に伴って変化します。6カ月未満の若いココナッツはすべて液体で満たされていて、果肉はほとんどありません。果肉（胚乳）はやわらかく、スプーンで食べられます。液体と果肉はいずれも甘くおいしいです。大きさは6~7カ月で最大になりますが、この段階では成熟度は半分で、完熟するまでさらに6~7カ月かかります。成熟に伴って液体の量は減り、果肉は厚く硬くなっていきます。10~12カ月経つと、液体と果肉の割合は逆転します。

完熟ココナッツの液体は少なく、果肉の層が厚くなります。成熟するにつれて、果肉と液体の甘味は減っていきます。しかし、熱帯地方では緑のココナッツが人気です。ココナッツは古くなると、通常天日干しされます。天日干しされた果肉はコプラと呼ばれ、ココナッツオイルの原料になります。

未熟な若いココナッツ（ヤングココナッツ）の殻を割るのは簡単ですが、成熟するにつれて殻は硬くなります。完熟ココナッツの殻は割るのがとても大変なため、道具や多少の力が必要になります。経験を積めば、なたの背で2、3回叩くと真っ二つに割ることができるでしょう。

ココナッツは乾燥ココナッツやココナッツウォーター、ココナッツミルク、ココナッツクリーム、ココナッツオイルといった食用品になります。果肉は通常、細かく刻まれて乾燥した状態で売られています。新鮮な果肉はすぐ傷みますが、乾燥させて密封容器に入れ、涼しい場所に置けば何週間も食べられます。乾燥ココナッツには大抵、甘味料が含まれていますが、加えていないものもあります。ココナッツオイルは乾燥した果肉、または新鮮な果肉からつくることができます。

新鮮なココナッツの中にある液体は、ココナッツミルクと誤って呼ばれることがありますが、実際にはココナッツウォーターで、ココナッツミルクとはまったく違うものです。この2つの味と見た目、栄養価は大きく異なります。ココナッツミルクは果肉から果汁を抽出してつくられます。ココナッツウォーターの見た目は普通の水とほとんど一緒ですが、ココナッツミルクは濃い白色で牛乳に似ています。

ココヤシはこれら以外にも、多くの食用品を生み出します。ココヤシの花からは、ココナッツシュガーとヤシ酒ができます。つぼみを切り落とし、出てくる樹液を竹やココナッツの殻でできた容器に集めます。フィリピンではこの樹液は「トゥバ」と呼ばれています。切り口から1日最大約1Lの甘い樹液が滴り落ちます。ココヤシの木のいちばん上まで上って、トゥバを集めるのには体力と技術がかなり必要です。トゥバを集める人は、それだけの価値があると思っているのは確かでしょう。

ココナッツシュガーは、毎朝集めた樹液を大型の鍋で粘度が高い蜜になるまで煮詰め、冷や

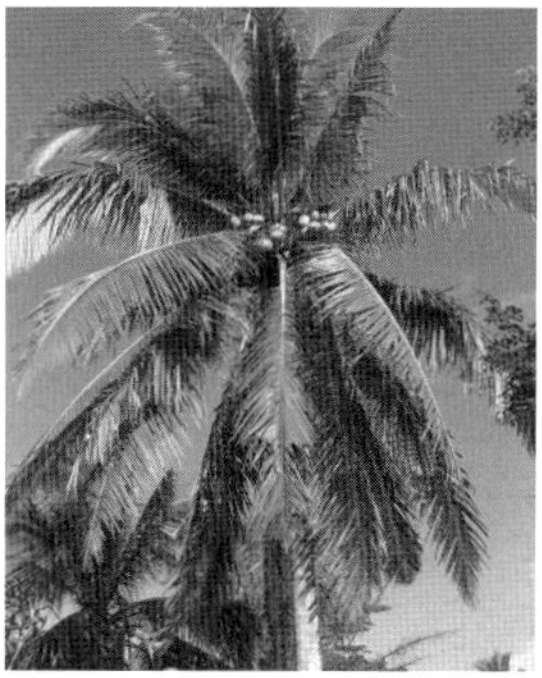

ココヤシの木

ココヤシの学名はCocos nuciferaです。世界の広範囲に見られる木の1つです。ココヤシの木は赤道の北、北回帰線（北緯23度26分）から南回帰線（南緯23度26分）の範囲に数多く生育しています。熱帯気候の範囲を超えた場所に生育していることもあり、北緯26度のインド中部やフロリダ南部、また南緯27度のチリやブラジル南部にもあります。熱帯気候の外に位置する場所では、成熟した果実はほとんど実りません。ココヤシは通常15～18mくらいまで成長し、寿命は最大70年です。

して固めて生産されます。ほとんど加工されないため、色、風味や甘さはつくるたびに変わり、色は淡褐色から焦げ茶色まで幅があります。樹液の加熱時間によって、飴菓子のようにやわらかい粘度だったり、氷砂糖のように硬くなったりします。トゥバはビタミン類とミネラル類が豊富で、果物や野菜が少ない火山島などの場所では貴重な食品源です。トゥバはすぐ発酵し、熱帯気候では数日後にはアルコール度が10％になることもあります。ここからさらに蒸留してアルコール度数を上げてつくられるヤシ酒は、世界の多くの地域において伝統的な飲み物として親しまれています。ヤシ酒はフィリピンではランバノグと呼ばれていて人気が高く、ウオッカやジンと似ています。

ココナッツウォーターは甘いので、発酵するとアルコールになると思われるかもしれませんが、トゥバより糖度が低いため、アルコールはほとんどできません。発酵したココナッツウォーターは一般的にココナッツビネガーの生産に利用されています。

生活に欠かせないココナッツ

ココナッツ生育地域に住む人々は、何世代にもわたって栄養摂取と健康維持をココナッツに頼ってきました。こうした人々は、日々の生活の中で、何らかの形でココナッツを利用しており、生まれる前からすでにその恩恵を受けています。

妊婦は健康な赤ちゃんを産むために、栄養をつける目的でココナッツを食べます。お産が近づくとお産の負担軽減と妊娠線予防のために、毎日ココナッツオイルでお腹をマッサージします。出産後はココナッツオイルを圧痛部位につけて回復を早め、ココナッツオイルで胸をマッサージして授乳の痛みを和らげます。

サモアでは、出産後の母親はバイサロと呼ばれるココナッツ料理を最初に食べます。これは新鮮なココナッツの果肉と果汁にでんぷんを加え、粥状にした料理です。バイサロは、母乳が豊富に出るようになる料理です。母親になりたての人だけでなく、多くの人が朝食やデザートとして食べていて、地域によっては、さまざまな形態のココナッツが毎日の摂取カロリーの大半を占めています。

また、赤ちゃんは生まれたその日から、母親にココナッツオイルを使って全身をマッサージされます。それによって筋肉や骨が強くなり、皮膚の感染も予防すると言われています。乳歯が生える頃には、乳児の歯肉をココナッツオイルでマッサージして、痛みを取り除きます。サモアでは、ココナッツウォーターを粉ミルクの代わりに乳児に与えます。母親が母乳の出ない体質の場合や、乳児に消化の問題がある場合、新鮮なココナッツウォーターが役立ちます。乳児は生後1～2カ月から離乳するまで、母乳以外はココナッツウォーターだけで育ちます。新鮮なココナッツの果肉は離乳食に使われます。

サモアの子供たちは外出するときに、蚊やハエから肌を守るためにココナッツオイルを塗ります。子供だけでなく、大人や老人もココナッツオイルを体全体に毎日つけています。ココナッツオイルは太陽光から体を保護し、肌は若く健康的に保たれます。とても優れた保湿剤と日焼け止めの役目を果たします。また圧痛部位、発疹、切り傷、打ち身にもつけます。乾燥した唇や口唇ヘルペスにも使われます。耳痛がある場合、ココナッツオイルを温めて耳に流し、痛みを取り除きます。

タイ、スリランカ、インドなどでも、ココナッツオイルは伝統料理に使われています。美容や治療にも利用しています。ココナッツミルクやココナッツクリームは食用油として使っています。サモアでは、ほぼすべての食べ物を濃いココナッツクリームで調理します。ココナッツクリームを毎日摂取していますが、他の太平洋諸島のように希釈はしません。希釈しないままのココナッツクリームにタマネギと塩を入れて、タロイモの葉で包んだ料理などをつくっています。

フィリピンでは、女性は入浴後、髪にココナッツオイルをつける習慣があります。ココナッツオイルをよく使っている農村部の女性は、高齢になっても美しい黒髪をしていますが、一方でココナッツオイルをそれほど使っていない都市部の女性は、早く白髪になる傾向があります。

伝統薬としてのココナッツ

世界中のさまざまな文化的背景を持つ人々が、食用と薬用の両方の使い道でココナッツを尊重してきました。サモア諸島の伝統医療では、治療にココナッツを使います。中南米沿岸のジャングルの治療では、ココナッツの栄養によって健康を回復させます。フィリピンでも、やけど、切り傷や打撲からの回復を早めるために、ココナッツオイルを用います。腫れた関節や、痛みのある筋肉に、ココナッツオイルをつけてマッサージします。骨折の回復を早めるためにもココナッツオイルが使われます。東アフリカでは、ココナッツオイルに似たパームオイルも飲む習慣があります。こうした人々にとって、ココナッツオイルは健康のための強壮剤であり、どのような病気に対しても用いられる薬なのです。

インドでも同様です。アーユルベーダ療法では、４０００年にわたってココナッツオイルの治癒特性が認められています。抗菌作用のあるココナッツオイルを薬草と併用しています。ココナッツオイルによって、豊かな髪が生えたり、感染や日焼けによる損傷から肌を守ることができます。乾燥ココナッツは、寄生虫の駆除や消化機能の改善に利用されています。ココヤシの木がたくさん生育している地域では、ココナッツがあらゆる健康上の問題の治療に使われていて、成果を上げています。

医療の訓練を受けた医師がいなかった時代には、伝統的な治療者が人々に必要な治療を施していました。フィリピンでは、こうした治療者をマンギヒロットと呼んでいます。現在はフィリピンにおいても、医療の大半が現代医学に代わっていますが、一部の農村地域では、未だにマンギヒロットが病人や出産に対応しています。ココナッツオイルはマンギヒロットが行う治療の基本になっています。例えば、ココナッツオイルにニンニクや生姜、唐辛子を混ぜたものを、必要に応じて病人に与えています。マンギヒロットは新鮮なココナッツからオイルをつくっています。

1章で紹介したポール・ソスは、フィリピンで育ち、ココナッツの治癒力を父親から学びました。その知識を活かして、さらに発展させ、ココナッツオイルをつくり続け、病人や怪我人を治療しました。自分自身と他の人たちを「健康で、美しく、幸せに」していました。彼はココナッツを食品の王様と呼び、万能薬と考えていました。さまざまな疾患に役立つと主張し、利用法は無限にあると話していました。「症状ごとに薬を買う必要はない」と彼は教えていました。

ポールを支持する熱心な客がココナッツオイルの効果を証明していました。ポールは、試してみるだけでココナッツオイルの効用がわかると考えていました。肌につけて、どのように変化するか様子を見ていると、乾燥して荒れていた肌が、数週間でなめらかでやわらかくなります。自分の肌が若返り、健康的になるかどうか、試してみてください。私は奇跡的な効果を目の当たりにしてきました。体の外側と同様、内側にも同じような効果があります。

ポール・ソスの人生が、ココナッツオイルの効果と安全性を証明しています。彼はココナッツオイルを摂取して、またすべての料理に使い、毎日、頭の先からつま先まで全身につけていたので、ココナッツオイルに入浴していたような

ココナッツが治療に使われる健康問題

無月経	月経困難症	丹毒
打ち身	結核	淋病
風邪	腸チフス	喀血
大腸炎	胃炎	腎臓結石
体力低下	気管支炎	栄養不良
インフルエンザ	やけど	寄生虫
歯肉炎	発熱	発疹
黄疸	便秘	梅毒
吐き気	下痢	腫瘍
壊血病	中耳炎	その他

ものでした。ココナッツオイルこそ、ポールが１０２歳まで健康で幸せに長生きした秘密でしょう。

ココナッツオイルの悪評

ココナッツは長い間、世界で尊重されてきた歴史がある一方で、不当な悪い評価も受けてきました。飽和脂肪酸を多く含むココナッツオイルは、避けるべきだというレッテルを貼られました。このレッテルには、誤解と偏見が入り交じっています。飽和脂肪酸が過去に受けた悪評によって、多くの人はココナッツオイルの健康面に関して混乱しています。

過去30年以上、飽和脂肪酸は血中コレステロール値を上昇させる傾向があるとして、注視されてきました。飽和脂肪酸を多く含むココナッツオイルは、この批判の矢面に立たされました。１９８０年代半ばに、大豆産業がマルチメディアのスポンサーとなり、一般市民に大豆油の効用と、飽和脂肪酸やココナッツオイルの危険を〝教え〟ました。善意はあっても、見当違いをした米国の公益科学センターを始めとした関係団体も、一緒になって飽和脂肪酸を攻撃しました。関係団体は協力して、ココナッツオイルを中心としたすべての飽和脂肪酸を悪者扱いにすることに成功しました。ココナッツオイルの説明として「動脈を詰まらせる脂肪」という言葉をつくり出したのは、公益科学センターでした。

当時、一般市民、そして公益科学センターも知らなかったのは、多価不飽和脂肪酸にさまざまな種類があるのと同様に、飽和脂肪酸にもさまざまな種類がある、ということでした。脂肪酸の種類によって、体への影響は異なります。脂肪酸の中には、血中のコレステロール値を上昇させるものもあれば、上昇させないものもあります。ココナッツオイルはコレステロール値に悪影響を与えません。しかし、この事実は植物油業界がスポンサーになったメディアによる飽和脂肪酸のネガティブキャンペーンでは、まったく取り上げられませんでした。人々はすべての飽和脂肪酸が有害と考え、まもなく誰もがココナッツオイルは心臓病を発症させると信じるようになりました。医療の専門家ですら混乱していました。

ココナッツの真実を知る何人かの研究者が徐々に名乗りを上げて、事実を明らかにしていきましたが、その頃にはココナッツオイルが心臓病の原因という考えが定着していたため、誰も耳を傾けませんでした。こうした研究者はココナッツオイルを擁護したことで、冷笑されたり批判されたりしたため、研究者は身を引き、沈黙しました。食品メーカーは飽和脂肪酸を懸念する顧客に敏感になり、製品からココナッツオイルを排除し始めました。１９９０年代初頭には、ココナッツオイルは米国の食事、そして世界中の人々の食事から姿を消していきました。フィリピンなどのココナッツの生育地域でさえ、ココナッツオイルは敬遠されました。

ココナッツオイルの真実は、読者のほとんどいない医学専門誌の中に隠されたままになりました。しかし、ココナッツオイルの栄養面と医療面の可能性を認識していた多くの科学者は研究を続けました。一般市民にはココナッツオイルの危険性が伝えられていた一方で、医学界は患者にココナッツオイルを積極的に利用していました。ココナッツオイルは入院患者の輸液剤として、現在も使われています。また、病院や市販の粉ミルクの主成分でもあります。さらに食品の腐敗防止用の成分、粉末スポーツドリンクや栄養補助食品などにも利用されています。しかし、これに気がつく人はほとんどいませんでした。商品にある種の形態のココナッツオイルが含まれていることを隠すため、中鎖脂肪酸、カプリル酸やラウリン酸という言葉が使われました。

……【パーキンソン病】

私は現在、パーキンソン病、認知症、悪性リンパ腫など、さまざまな問題を抱える85歳の父の面倒をみています。父にはパーキンソン病の徴候が明らかにありましたが、医師はそう診断しませんでした。症状が出ていたのは、医師に診せる前だったからです。それまでは、震えがあり、小股で歩行し、無表情で、歩く際には腰をかがめていました。私は医師に、バージンココナッツオイルによって症状が解消したと伝えると、パーキンソン病であればそのようには回復しないので、パーキンソン病だったはずがないと言いました。父はバージンココナッツオイルを摂取しないと、震えがまた起こります。私は医師に、何と言えばわかってもらえたでしょう。——ドナ

【前立腺】

ここ数十年で、前立腺が少し肥大していました。7〜8年前に排尿が困難になったため、主治医に薬の処方を頼みました。薬は数年飲んでいましたが、その間、鼻がずっと詰まっていました。インターネットで、その薬の副作用が呼吸器障害であるという記事を読んだので、薬の代わりにノコギリヤシのサプリメントを使うようにしました。これには前立腺の薬と同様の効果があったようです。

その後、ノコギリヤシのサプリメントとココナッツオイルには、共通の成分がいくつかあることを知りました。そこで、ここフィンランドでは高価なノコギリヤシを止

めて、この約3年はココナッツオイルのみに頼っています。排尿の問題はまったくありません！——イッカ

伝統の知恵

ココナッツオイル、乾燥ココナッツ、ココナッツミルクなどのココナッツ製品は、アジアや太平洋地域の島民にとって何世代にもわたって重要な食品でした。しかし、ここ数十年間に、ココナッツが生育する地域の人々は、欧米の食品や生活様式を取り入れるようになり、その結果、昔ながらの考え方や習慣は消えていきました。現代の加工食品がさらに手に入るようになると、伝統的な食品の人気は低下しました。他の地域と同様、こうした人々もココナッツ、特にココナッツオイルに関する誤解の影響を受けました。ココナッツオイルは動脈を詰まらせると考えられたため、消費量は著しく減少し、人々はその代わりにマーガリン、ショートニングなどの加工植物油を摂取するようになりました。

太平洋地域において、ココナッツが広く利用されていた数十年前には知られていなかった心臓病や肥満などの健康問題が、いまでは一般的になっています。これは教育水準が高く、

欧米の影響をより多く受けている都市部において特に当てはまります。新しい世代の大半は、ココナッツの伝統的な使用法について、ほとんど知識がありません。

幸い、農村部の多くの人々は未だに両親や祖父母と同様、ココナッツを使っています。貧しくて、高価な輸入オイルが買えない場合は特にそうです。こうした人は先祖の伝統を受け継いで、ココナッツの恩恵を受けています。

ココナッツの栄養面と医学的な用途に関する認識が普及していけば、ココナッツは多くの家庭で利用されるようになり、世界中の人々が恩恵を受けられるようになるでしょう。

ココナッツの殻でできた活性炭

ココナッツの硬い殻には、容器、カップ、皿、スプーン、装飾品、調理用の燃料など、多くの用途があります。重宝される用途の1つがフィルターとしての利用です。殻を燃やすと、活性炭となり、悪臭、毒素や化学物質を吸収します。ココナッツの殻からできた活性炭はとても効果的で、ガスマスク、浄水器、空気清浄、薬にも利用されています。

ココナッツの殻は、炭化させた後に賦活《ふかつ》することによって活性炭となります。方法は、炭化させた殻を特殊な釜や炉で900 ～ 1260℃で数時間熱し、さらに蒸気を入れます。この過程で、たくさんの微細な穴がつくられます。これを粉砕して粒末状の活性炭が出来上がります。

不純物や毒素は、活性炭の穴から吸収され、閉じ込められます。この活性炭は煙草のフィルターや排ガスの除去装置まで、米国ではさまざまな製品に応用されています。また薬局や健康食品店でも、解毒用の商品として購入できます。この活性炭を飲み込むと、消化管内の毒素が吸収されます。

活性炭の薬は、誤って毒を飲んだときに用いるトコンシロップより効果が高く、扱いやすいため、米国の病院では患者に処方されることがあります。

3

ココナッツの薬箱 I

ココナッツオイル

ココナッツは自然が与えてくれた薬箱です。ココナッツの果肉、ココナッツオイル、ココナッツミルク、ココナッツウォーターは体の栄養になり、病気を予防・治癒するために利用できます。現在、私たちが直面している健康問題の多くは、この天然の薬箱を使うことで予防・緩和できます。

ココナッツの薬箱というテーマは、本章と6章に分けています。本章に加え、4章と5章では、ココナッツオイルを取り上げます。後半の6章では、ココナッツの果肉、ココナッツウォーター、ココナッツミルクについて解説します。

ココナッツオイルは優れた重要な食品であるため、3つの章を割いています。本章をお読みになればココナッツオイルと他のオイルとの違い、「地上で最も健康的なオイル」と呼ばれている理由がわかるでしょう。

ココナッツオイルの秘密

ココナッツオイルは、他の食用油と栄養面、薬効成分という点で違っています。その違いは、油の成分である脂肪酸の種類がもたらしています。

脂肪酸の分類法は、大きく2つあります。1つはよく知られている飽和度によるもので、飽和脂肪酸、一価不飽和脂肪酸、多価不飽和脂肪酸に分けられます。もう1つは、脂肪酸の構造における炭素の鎖の長さによる分類で、短鎖脂肪酸(SCFA)、中鎖脂肪酸(MCFA)、長鎖脂肪酸(LCFA)という種類に分けられます。

3つの脂肪酸に1分子のグリセリンが結合すると、トリグリセリド(中性脂肪)になります。トリグリセリドにも、短鎖脂肪酸トリグリセリド(SCT)、中鎖脂肪酸トリグリセリド(MCT)、長鎖脂肪酸トリグリセリド(LCT)があります。脂肪酸とトリグリセリドという言葉を、同じ意味で使う場合もあります。

短鎖脂肪酸には酪酸やカプロン酸があり、炭素の数はそれぞれ4個と6個です。中鎖脂肪酸にはカプリル酸、カプリン酸、ラウリン酸などがあり、それぞれ8個、10個、12個の炭素で構成されています。長鎖脂肪酸は炭素が14個以上あります。

私たちの食事に含まれている脂肪酸は、植物由来、動物由来であれ、また飽和であれ不飽和であれ、大部分が長鎖脂肪酸です。大豆油、コーン油、キャノーラ油、オリーブオイル、ラード、鶏脂《チーユ》など、食事に含まれる大半の脂質は長鎖脂肪酸で構成されています。

ココナッツやココナッツオイルをたくさん食べていない限り、毎日摂取している脂質の約98〜100%は長鎖脂肪酸でしょう。ココナッツオイルが独特で、他の油と違うのは、ココナッツオイルは中鎖脂肪酸で構成されている点です。これがすばらしい栄養と薬効成分を与えてくれます。

最近まで、ココナッツオイルは研究者の間以外では、ほとんど注目されていませんでした。飽和脂肪酸に対する偏見と誤解がその理由でした。大勢の人が現在でも、さまざまな種類の脂肪酸に未だ混乱しています。

多くのお粗末なライターは、人の意見を鵜呑みにして、依然、ココナッツオイルをラードや牛脂などとひとまとめにして扱い、動脈を詰まらせる脂肪と呼んでいます。しかし、体がココナッツオイルを代謝する仕組みを知れば、動脈硬化や心臓病の原因にならないことがわかります。実際には、ココナッツオイルは心臓病予防に役立ちます。このことは5章で詳しく取り上げます。

ココナッツオイルは栄養素の含有量以外にも、健康面のメリットがあります。医療研究者はココナッツオイルについて何十年も研究していて、かつては汚名を着せられていたココナッツオイルについて、非常に多くのことを明らかにしました。本章では、ココナッツオイルから発見・確認された中鎖脂肪酸の効果を紹介します。

脂肪酸の構造

```
  H H H H H H H H H H H O
  | | | | | | | | | | | ||
H-C-C-C-C-C-C-C-C-C-C-C-C-O-H
  | | | | | | | | | | |
  H H H H H H H H H H H
```

ラウリン酸。炭素12個の中鎖脂肪酸で、ココナッツオイルの中心的な脂肪酸です。

```
  H H H H H H H H H H H H H H H H H O
  | | | | | | | | | | | | | | | | | ||
H-C-C-C-C-C-C-C-C-C-C-C-C-C-C-C-C-C-C-O-H
  | | | | | | | | | | | | | | | | |
  H H H H H H H H H H H H H H H H H
```

ステアリン酸。炭素18個の長鎖脂肪酸で、食品に一般的に含まれている脂肪酸です。

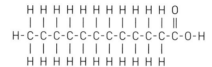

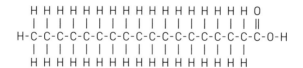

中鎖脂肪酸の消化と吸収

中鎖脂肪酸は、その名前が示すように長鎖脂肪酸よりも炭素の鎖が短い脂肪酸です。脂肪酸の分子構造の長さや大きさは非常に重要です。私たちの体は、脂肪酸をその大きさに応じて代謝するからです。ココナッツオイルの中鎖脂肪酸は、他の食品に一般的に含まれている長鎖脂肪酸とは、体にまったく違う影響を与えます。

中鎖脂肪酸は長鎖脂肪酸よりも簡単に体内で消化され、水にもよく溶けます。長鎖脂肪酸とは違って、中鎖脂肪酸の消化には膵臓の消化酵素や胆汁は不要です。そのため、ココナッツオイルは体の消化機能に大きな負担をかけずに、素早く簡単に栄養となるのです。

ここで脂肪の消化と代謝方法について説明します。長鎖脂肪酸トリグリセリドの消化の大半は、小腸で行われます。消化には膵臓の消化酵素と胆汁が必要です。長鎖脂肪酸トリグリセリドが消化されるのに伴い、脂肪酸同士の結合が壊れて、腸壁に吸収されていきます。ここでリポタンパク質（カイロミクロン）と呼ばれる小さな粒子になって血流に入り込み、全身を循環します。循環中に、脂肪細胞に取り込まれます。動脈を詰まらせる原因もこの過程によって生じます。

さまざまな油脂の脂肪酸組成

		ココナッツオイル	パーム核油	パームオイル	バター	ラード	牛脂	大豆油	コーン油
短鎖	酪酸 (C4:0)*	-	-	-	3	-	-	-	-
	カプロン酸 (C6:0)	0.5	-	-	1	-	-	-	-
中鎖	カプリル酸 (C8:0)	7.8	4	-	1	-	-	-	-
	カプリン酸 (C10:0)	6.7	4	-	3	-	-	-	-
	ラウリン酸 (C12:0)	47.5	45	0.2	4	-	-	-	-
長鎖	ミリスチン酸 (C14:0)	18.1	18	1.1	12	3	3.0	-	-
	パルミチン酸 (C16:0)	8.8	9	44.0	29	24	29.0	11	11.5
	ステアリン酸 (C18:0)	2.6	3	4.5	11	18	22.0	4	2.2
	アラキジン酸 (C20:0)	0.1	-	-	5	1	-	-	-
	パルミトレイン酸 (C16:1)	-	-	0.1	4	-	-	-	-
	オレイン酸 (C18:1)	6.2	15	39.2	25	42	43.0	25	26.6
	リノール酸 (C18:2)	1.6	2	10.1	2	9	1.4	51	58.7
	リノレン酸 (C18:3)	-	-	0.4	-	-	-	9	0.8
	飽和脂肪酸	92.1	83	49.8	69	46	54.0	15	13.7
	一価不飽和脂肪酸	6.2	15	39.3	29	42	43.0	25	26.6
	多価不飽和脂肪酸	1.6	2	10.5	2	9	1.4	60	59.5

(%)

Cは炭素を表す。Cの後、コロンの前の数字は脂肪酸に含まれる炭素の数。コロンの後の数字は、二重結合の数。コロンの後が0であれば飽和脂肪酸、1の場合は一価不飽和脂肪酸、2か3の場合は多価不飽和脂肪酸。

中鎖脂肪酸トリグリセリドの消化過程は、これとは違います。中鎖脂肪酸トリグリセリドも胃から小腸に運ばれますが、とても簡単に消化されるため、胃を出る段階では個別の脂肪酸に分解されています。したがって、消化のために膵臓の消化酵素や胆汁は不要です。小腸に入ると、直ちに門脈へと移って肝臓に直接送られます。肝臓ではエネルギー生成の燃料源として使われます。そのため、中鎖脂肪酸はリポタンパク質の段階を経由せずに肝臓に運ばれることになります。長鎖脂肪酸のように全身を循環しません。したがって、脂肪細胞に取り込まれたり、動脈を詰まらせたりすることはありません。

中鎖脂肪酸は、他の栄養素の吸収力を改善する作用もあります。食事にココナッツオイルを加えると、マグネシウムやカルシウムなどのミネラル類、ビタミンB群の一部、脂溶性ビタミン(A、D、E、Kなど)、アミノ酸の一部の吸収力を高めます。

食事にココナッツオイルを加えることで、ビタミンB群不足の症状が消えたことが研究で実証されています。別の研究では、マウスのビタミンB群不足の徴候が、他のビタミン源を追加しなくても、ココナッツオイルを与えることで解消されました。調乳で飼育されている仔牛のエサには、ビタミンB群不足の予防として、ココナッツオイルが2%ほど加えられていることがあります。また、ココナッツオイルはくる病を予防するのに十分な程度まで、カルシウムの代謝を改善します。オイル自体にこうした栄養素がすべて含まれているわ

脂肪酸の代謝

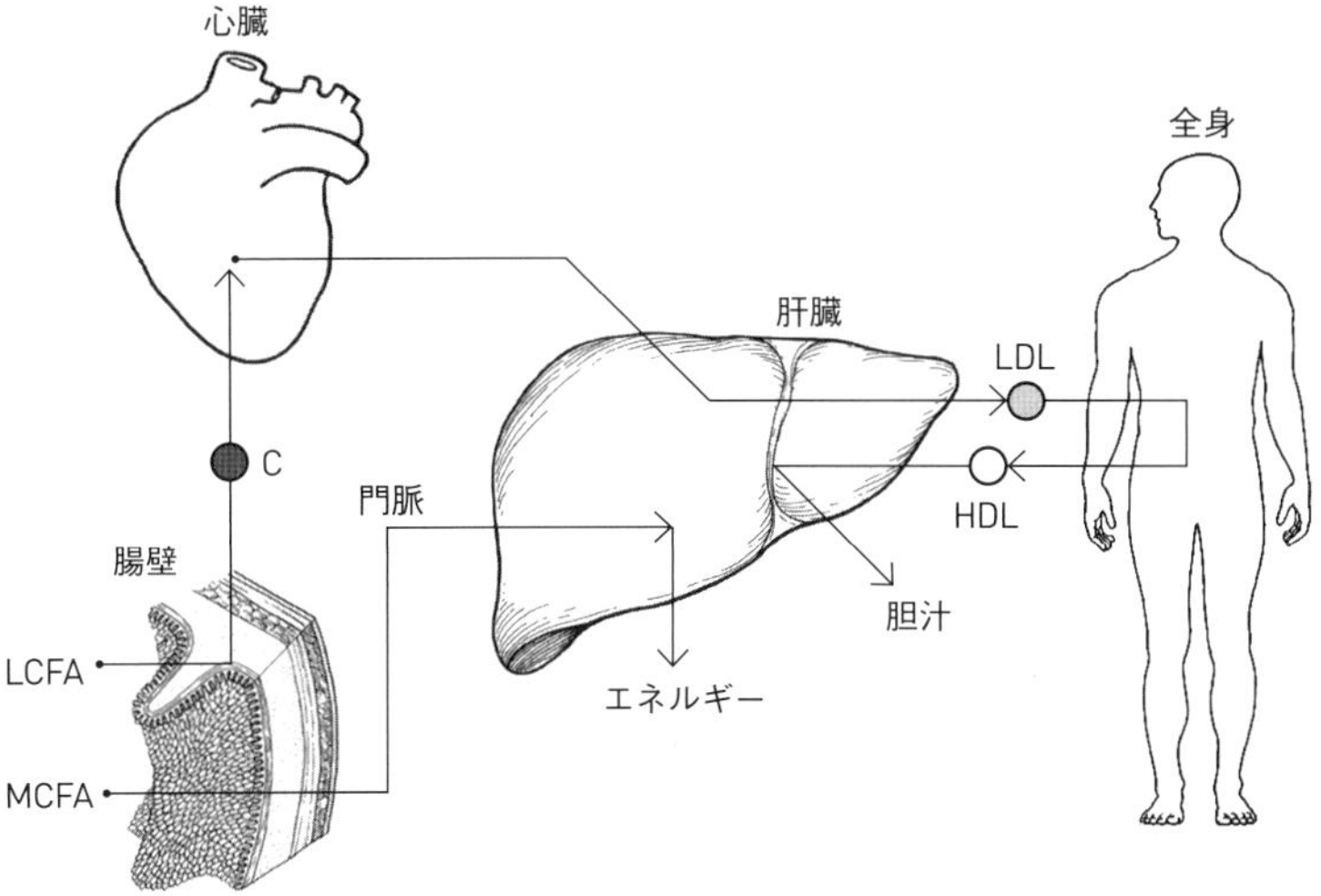

リポタンパク質
C=カイロミクロン
LDL=低比重リポタンパク
HDL=高比重リポタンパク

脂肪酸
LCFA=長鎖脂肪酸
MCFA=中鎖脂肪酸

長鎖脂肪酸は腸壁から吸収され、コレステロールやタンパク質と結合し、カイロミクロンと呼ばれるトリグリセリドを含むリポタンパク質を形成します。カイロミクロンは血流に放出され、最終的に低比重リポタンパク(LDL)になります。長鎖脂肪酸がリポタンパク質となって全身を循環するのに対して、中鎖脂肪酸は腸壁から門脈へと入り、肝臓に直接送られます。中鎖脂肪酸は肝臓でエネルギーの生成に利用されます。

けではなく、食事に含まれている栄養素の利用効率が高められるのです。

いくつかの研究によれば、低出生体重児に、中鎖脂肪酸を含む粉ミルクを与えると、成長が早まり、生存率も上昇することがわかっています。ある研究では低出生体重児を2グループに分けて、片方の粉ミルクにココナッツオイルを加えました。結果、ココナッツオイルを与えられたグループの方が与えられなかったグループより体重が早く増加しました。この体重増加は脂肪の蓄積ではなく、身体的な発育によるものでした。これがヒトの母乳に中鎖脂肪酸が含まれている理由の1つであることは、間違いないでしょう。

ヒトの母乳内の中鎖脂肪酸は、消化・吸収されやすい栄養源で、感染も予防します。母乳に含まれる中鎖脂肪酸が多いほど乳児は健康になるでしょう。母乳の栄養成分と質は、母親が食べる食べ物で決まります。質のわるい食べ物を食べていれば、母乳の栄養は不足するでしょう。健康的な食事をしていれば、母乳は病気の予防に必要な栄養素を乳児に与えることができます。

食事に良質な中鎖脂肪酸が含まれていれば、母乳にもこの重要な脂肪酸が豊富に含まれることになるでしょう。ヒトの母乳内の中鎖脂肪酸含有量は、3〜4％ですが、ココナッツ製品を食事に加えると中鎖脂肪酸の割合は大きく上昇する可能性があります。

例えば、1回の食事でココナッツオイルを40g（約大さじ3杯）食べると、授乳している母親の母乳のラウリン酸は、14時間後に一時的に3・9%から9・6%に増加しました。また、カプリル酸とカプリン酸の含有量も増えました。毎日の食事にココナッツ製品を取り入れている母親は、母乳の中鎖脂肪酸含有量を18%まで引き上げることができます。母乳内の中鎖脂肪酸の割合が上昇することによって、乳児の成長や発育が促進されます。もし、母親が出産前に中鎖脂肪酸を含む食品を食べず、授乳中にも食べないと、乳腺はラウリン酸を3%程度、カプリン酸は1%程度しか生成できません。子供は栄養面の恩恵を大きく失うだけでなく、感染に対する抵抗力も失います。

次のある母親の話から、授乳中にココナッツを食べて、母乳の栄養価が高まるというメリットは明らかです。

「バージンココナッツオイルを使った成功談です。昨年、私は9人目の子供を産みました。その子は物がしっかり握れず、最初の頃は授乳に苦労しましたが、上の子供たちも母乳で育てたので、頑張ってやり遂げました。けれども、本来あるべき体重の増加は見られませんでした。他の子供たちはみんな背が高く、やせていましたが、それぞれの成長曲線に沿って成長しました。しかし、いちばん下の子供は他の子供たちのように成長していませんでした。

私は、産後うつの治療もしなければならなくなりました。

生後4カ月になったとき、地元の自然療法医を訪ねて、状況を説明しました。医師は私が摂取するとよい物をいくつか提案してくれて、その中にバージンココナッツオイルがありました。医師は、私は子供の数がとても多く、大半を母乳で育てており、また米国の典型的な食事をしていたので、体内の良質な脂肪が非常に不足している、それが母乳の質に影響している、と言いました。

そこでバージンココナッツオイルを1瓶買って、摂取し始めました。すると2カ月経たないうちに、乳児の体重は約1・5kg増えました。次に病院を訪れた3カ月後には、さらに約1kg増えていました。小児科の担当医は驚いて、体重が劇的に増加した理由を私に尋ねました。バージンココナッツオイルと自然療法医の話をすると、医師は椅子に座ったまま頷いて、それをグラフに書き込みました。この医師に偏見がなかったことには本当に感心しました。

バージンココナッツオイルには感動しています。子供が母乳からバージンココナッツオイルの恩恵を受けているのは、とてもすばらしいことです」

ココナッツオイルに助けられるのは、授乳中の母親と乳児だけではありません。消化の問題を抱えている人は、他のオイルの代わりにココナッツオイルを使うことで恩恵があるでしょう。手術によって胆嚢を摘出している場合、脂肪の消化は大きな問題です。脂肪はさまざまなビタミン類、ミネラル類、アミノ酸の適切な消化と吸収に必要です。もし消化機能や胆嚢に問題がある場合、ココナッツオイルを食事に加えれば、体が吸収できる栄養素の量は著しく増加します。

ココナッツオイルは速やかに摂取できる栄養源であるとともに、食べ物の栄養素の吸収力を高めることから、栄養不良の治療にも用いられてきました。フィリピンで行われた栄養不良の子供を対象にした研究では、ココナッツオイルの方が大豆油より優れていることが明らかになっています。この研究では、子供を2グループに分けて、一方のグループには大豆油、もう一方にはココナッツオイルが与えられました。それ以外はまったく同じ食事です。研究者は、16週間後、ココナッツオイルを食べたグループの方が「体重増加と栄養レベルの改善ペースがはるかに速かった」と報告しました。

このように、ココナッツオイルには食べ物の栄養素をより多く体内に吸収できる力があるため、食事にココナッツオイルを加えることは、まるでマルチビタミンやミネラルのサプリメントを摂取しているようなものです。

エネルギーの増加と代謝の向上

中鎖脂肪酸は、肝臓でエネルギー生成の燃料として優先的に利用されます。そのため、高性能の車にハイオク・ガソリンを入れるように、ココナッツオイルを摂取することによって体の活力を高めることができます。

ココナッツオイルを食事に加えると、キビキビと動けるようになります。エネルギーが不足していてすぐ疲れてしまう人は、ココナッツオイルで問題を克服できます。ココナッツによるエネルギーの増加は、カフェインで得られる興奮とは違い、もっと穏やかで長続きします。カフェインのように依存症や中毒にもなりません。

私はココナッツオイルの効果について学び始めたときから、自分でもココナッツオイルを使うようになりました。医学雑誌の研究の記事は読んでいましたが、使ってみるまでは実際にどの程度、効果があるのかはピンときていませんでした。そこで、寝る数時間前にココナッツオイルを摂取するようにしました。すると、いつもの時間にベッドに入っても、エネルギーがあふれた状態で、目がぱっちり開いて、寝られませんでした。少なくとも3時間はベッドの中で横になっていて、その後、ようやく眠りにつけました。最初はなぜこれほどエネルギーがみなぎっているのかわからず、それがココナッツオイルによるものとは思いませんでした。数日後の夜、またココナッツオイルを少し摂取してベッドに入ると、あまりにも元気いっぱいで寝られませんでした。そのとき、ココナッツオイルのせいに違いないと気づきました。他の人たちも同じような経験を話してくれています。今では夜遅くにココナッツオイルは食べないようにしています。

ココナッツオイルは、コーヒーの代替品になります。朝に目を覚ますときや、疲れた日に体を動かし続けるために、コーヒーの代わりにココナッツオイルを少し摂取するだけで、同じ効果があります。温かいハーブティー、ココアやジュースにココナッツオイルを大さじ1杯入れれば、活力を高めることができます。

ココナッツオイルに含まれる中鎖脂肪酸の効果は極めて高いため、研究者は持続力や運動能力の向上に関する利用法を調べました。オーストラリアのある調教師は、ココナッツオイルを約10％混ぜたエサを競走馬に与えています。それによって馬の成績が上がると調教師は話しています。薬のような効果はないため、スポーツ競技会で合法的に利用できます。そのため、ココナッツオイルやMCTオイル（中鎖脂肪酸油）は、粉末スポーツドリンクやエネルギーバーによく添加されています。元気がない人や慢性的に疲労感がある人は、食事にココナッツオイルを加えれば生活を大きく改善できます。

[エネルギー]

私は60歳です。昨日、初めてココナッツオイルを大さじ2杯食べました。いつもは起きるのが大変で、めまいがしていました。今朝は頭がすっきりしていて体のバランスもよく、ベッドから飛び起きることもできましたが、しばらく横になってその感覚を楽しんでいました。――ルース

現在76歳です。10代の頃から代謝がよくなかったのですが、ココナッツオイルを摂取し始めて約6週間で、体重は約2・5kg減りました。気力が高まっているのを感じています。週3回、1時間のウォーキングをしていて、一昨日は気分がよかったので2時間歩きました。――サリー

6週間前からココナッツオイルを1日最大55g摂取していて、すばらしい成果が出ています。気分がとてもよくて、元気になっています。私はマッサージ師で仕事がとても忙しく、何年も疲れ切っていましたが、もう疲労感はありません。――ブルース

3週間前からココナッツオイルを使い始めました。甲状腺機能が低下していたのですが、代謝がよくなりました。驚きです。10歳若返った気分です。——ノア

体重管理

中鎖脂肪酸は脂肪細胞に蓄えられずに、エネルギーの生成にすぐ利用されるため、ココナッツオイルは体重の管理に役立つでしょう。ココナッツオイルは世界で唯一の天然の低カロリー油という評判を得ています。低カロリーの油【注：他の油と比較して「低カロリー」であることを示す】というのは奇妙な概念ですが、ココナッツオイルがそのように言われる理由は3つあります。

第1に、他の油が1g当たり9キロカロリーに対して、ココナッツオイルは約8・6キロカロリーと若干少ないことです。しかし、これが低カロリーと言われる最大の理由ではなく、他の2つの理由の方がはるかに重要です。

第2の理由は、ココナッツオイルは他のどの油、どの食べ物よりも空腹感を上手に満たしてくれることです。食事にココナッツオイルを加えると満足感がすぐ得られて、食間にもお

腹が空かないので、間食をせずに長い時間を過ごすことができます。1日の終わりには、以前より食べる量が減り、摂取カロリーも減っているでしょう。これは体脂肪として蓄えられる余分なカロリーが少ないということです。

肥満の医学誌「International Journal of Obesity」に掲載された研究がこの効果を説明しています(Stubbs, 1996)。この研究は、中鎖脂肪酸と長鎖脂肪酸が空腹に与える影響を比較しました。研究の対象者は、高脂肪食品を14日間×3回食べました。第1段階の食事の脂肪分は、中鎖脂肪酸が20%、長鎖脂肪酸が40%でした。第2段階では中鎖脂肪酸と長鎖脂肪酸が同じ割合で、第3段階では中鎖脂肪酸が40%、長鎖脂肪酸が20%でした。研究の対象者は、各段階で好きなだけ食べることができました。結果、研究者は食品の中鎖脂肪酸の割合が高いと、食事の総量が減り、それによってカロリー摂取量が減ることを発見しました。

ココナッツオイルが低カロリーの油と言われる第3の理由は、代謝を向上させるためです。代謝が上がると、エネルギー消費量、カロリーの消費率は上昇します。燃焼するカロリーが増えることで、体脂肪は減少します。

中鎖脂肪酸を含む食事を食べる前と後のエネルギー消費量を測定したある研究では、正常体重の人でエネルギー消費量は48%増加しました。肥満体の人では、エネルギー消費量はなんと65%増加しました。したがって、肥満の人ほど、ココナッツオイルの恩恵を受けます。

これは減量したい人にとって朗報でしょう。

さらによい点として、代謝の上昇は食後1〜2時間では終わらずに、丸1日上昇した状態が続いたことを示す研究もあります。したがって、ココナッツオイルを含む食事の後、代謝は24時間高まっています。この間、体はカロリーを早いペースで燃焼し、活力が高まります。

カナダのマギル大学の研究者は、食事に含まれる大豆、キャノーラ、紅花といった主に長鎖脂肪酸からなる油を、すべてココナッツオイルなどの中鎖脂肪酸で構成される油に代えると、余分な体重を1年で最大約16kg落とせることを明らかにしました（St-Onger, 2002）。食事の内容を変えたり、カロリーの総摂取量は減らしたりせずに、ただ油を変えるだけで減量ができます。ココナッツオイルにはこうした効果があるため、体重の管理だけでなく、肥満の治療手段としても勧められています。

これまで多くの人が私に、食事にココナッツオイルを加えただけでやせた、と話してくれています。ある女性がくれた手紙には、ココナッツオイルを1年半使って、その間に25kgやせたと書いてありました。その一方で、うまく減量できないと不満を述べる人もいます。成果は食事の内容や活動など、他の要因に左右されます。体重管理で最高の成果を得るには、健康的な食事と運動、それに併せてココナッツオイルを使うべきでしょう。

ココナッツオイルには減量効果があるため、「やせている人は、さらにやせてしまいますか？」と質問する人もいます。答えは「いいえ」です。研究によれば、体脂肪が少ないほど、代謝を高めるココナッツオイルの効果は低下します。また体重が標準以下で、栄養不良の人が食事にココナッツオイルを加えると、体重が増加し、健康になります。したがって、ココナッツオイルは太り過ぎている場合は余分な脂肪を減らし、やせている場合は体重の増加を助けてくれるようです。太り過ぎであれ、やせ過ぎであれ、ココナッツオイルは最適な体重管理に役立ちます。

……「体重減少」

ココナッツオイルを食べ始めて、いちばんよかったことは「今、何か食べなければ殺人を犯してしまう」というくらいの空腹の嵐が起こらなくなったことです。今朝、体重計に乗ったら3kgやせていました。ワクワクしています。——アリス

ココナッツオイルを始めたとき、体重は約143kgで、ズボンのサイズはXXXLでした。今朝、体重計に乗ったら約116kgでした。これまでに約27kg減

量して、ズボンのサイズはXXLになりました。職場の同僚は、以前より私が元気になったと言います。20歳の息子も一緒に取り組んでいて、3カ月で約92kgから約80kgになりました。摂取カロリーが1日2500〜3000キロカロリーであれば体重は減るようです。数週間に1度、カロリー計算をしていますが、それは単に1日当たり2000キロカロリー以下にしないためです。ココナッツオイルを摂取することによって、忙しいときにうっかり食事をとらなくても問題はありません。

——チャック

過去20年間で体重は徐々に増えてきました。太っているとは言われませんが、体に余分な肉がついていました。今年ようやく、何とかしようと決心しました。果物だけのダイエットや肉を入れないキャベツのスープ・ダイエット、1週間の断食などをしても、何も変わりませんでした。断食をしていた頃、『Eat Fat, Look Thin』（脂肪を食べてやせる）を手にしました。天からの恵みでした。断食は止めて、ココナッツオイルを使い始めました。数日後、体重を測ると2・5kgやせていました！　それ以来、合計約11kg減量し、今でも1週間に約0・5kgずつ着実にやせていますが、食事はきちんと食べています。——シャロン

甲状腺機能の向上

甲状腺機能低下症は、多くの人が抱える健康問題です。甲状腺の専門医は、最大で人口の40%に、ある程度の症状があると推定しています。甲状腺は代謝を調整しているため、甲状腺に問題があると、体内の細胞や臓器の機能に影響を及ぼす可能性があります。消化、治癒力、免疫系の反応、ホルモンや酵素生成などの速度が低下し、体温が下がり、あらゆる機能が低下します。その結果、慢性的な健康問題が起こり始めます。甲状腺機能の低下と関連する症状は、表(左ページ)の通りです。

これらの症状が3つ以上当てはまる場合、甲状腺機能に問題があるかもしれません。遺伝、食事、生活様式や疾患など、複数の要因が重なって甲状腺機能低下症につながる恐れがあります。遺伝や疾患と無関係であれば、生活様式や食事の変化の影響を受けているのかもしれません。その場合、ココナッツオイルは問題の解決に大きく役立つ可能性があります。

代謝の速度は、速い、中程度、遅いの3段階に分けられ、日中、状況に応じて速度が切り替わっています。代謝が速くて最高に機能するときもあれば、低速でよい場合もあります。大抵は中程度で、速くも遅くもありません。

身体的にきつい活動をしているときは、エネルギーの必要量が増加するため、代謝は高速になります。また、病気になっても速度が上がります。睡眠時や休憩時、食べ物の摂取量が減ると代謝は低速に切り替わります。断食やダイエットをすると、体は飢餓と解釈し、それに対応してエネルギーを節約し、代謝のペースが落ちます。

通常の健康な体では、代謝の３段階のギアは絶えず入れ替わっています。体がギアを上げ下げする状況が終わると、代謝は正常に戻ります。しかし、特定の状況下では、体が低速から抜け出せないことがあります。数週間、数カ月、場合によっては数年抜け出せないこともあります。代謝のペースが落ちると体温が下がるため、平熱をやや下回っている人もいます。

甲状腺機能の低下と関連する症状

肥満	むくみ	免疫力の低下
かゆみ	低血糖	性欲低下
手足の冷え	不安とパニック発作	関節痛
食物アレルギー	風邪の頻発	低体温
爪の異常	うつ	協調運動障害
片頭痛	尿路感染の頻発	便秘
怪我の回復が遅い	記憶力の低下	月経前症候群
あざができやすい	集中力の欠如	不眠症

これは、ストレスや栄養不良が原因になっている場合があります。ストレスにさらされているとき、体は代謝を上げて対応します。大事な試験を受ける、レースに出る、仕事の納期に間に合わせなければならない、というような状況では体が代謝を押し上げて対応します。代謝が上がると、必要なエネルギーは増加します。体内で働く各酵素はビタミンやミネラルでできているため、これらの必要量も増加します。

栄養素が十分蓄積されていて、ストレスが短期間で取り除かれれば、体はこうした代謝のシフトに対応できるでしょう。

しかし、ストレスが慢性化したり強まったりして、体が栄養不足の状態だと問題が起こります。体にビタミンとミネラルの必要量がないと、飢餓に似た状態と判断して代謝を落とします。栄養素を使い切ると、体は極度に消耗して、代謝を低速ギアで固定します。これは生命の維持に不可欠なエネルギーや栄養素を節約する自衛本能の手段です。

また、栄養不良は私たちの社会で一般的に生じている問題です。天然のビタミンやミネラルの大半が失われている甘い菓子、精製穀物や加工植物油を食べることで、栄養的に危機に瀕している人は多くいます。

妊娠中の女性は、良質な栄養の必要量が増加します。胎児が適切に成長・発育するためには、十分な栄養が必要です。妊娠は非常にストレスがかかる可能性のある時期です。そのストレスは、数時間に及ぶ出産で最高潮に達します。甲状腺機能低下症の80％が女性であるのも当然でしょう。

過剰なストレスと栄養不良によって起こった甲状腺の問題を解決する第1段階は、栄養状態の改善です。ジャンクフードは止めて、新鮮な果物や野菜の摂取量を増やし、複数のビタミンやミネラルのサプリメントをとり、ココナッツオイルを毎日摂取しましょう。

中鎖脂肪酸は代謝を押し上げる効果があることから、ココナッツオイルには甲状腺を刺激する作用があります。体に適切な栄養が与えられれば、甲状腺の機能は正常に戻ります。多くの人が、ココナッツオイルを食事に加えるだけで、代謝が促進したと報告しています。体温の上昇によってそれがわかります。

1日の間で、体温は1℃程度上下します。朝と夜遅くが最も低くなります。1℃より低くなった場合、それは甲状腺機能の低下を示しています。ココナッツオイルを摂取することで、日中の体温が慢性的に36・4℃以下の人の体温が、正常値に戻ったことが報告されています。栄養価の高い食事とココナッツオイルを組み合わせて摂取し、甲状腺の薬の量を減らした人や、薬を止めた人もいます。

［甲状腺機能の低下］

私は53年と少し生きています。ココナッツオイルを使い始めてまだ3カ月ほどですが、肌は生まれたての赤ちゃんのようです。顔は美しくバラ色で、髪はきれいです。足の裏は10代のようです（オイルは肌にすり込んでおらず、摂取しているだけです）。ココナッツオイルを使っていると体が温かくなります。体重は約5kg減りました。バージンココナッツオイルは魔法の食べ物です。――リンダ

健康のためにココナッツオイルを購入して、その日からすぐ使い始めました。ココナッツオイルで体温が上がるかどうか試してみると、ここ数日36・2〜36・4℃だったのが、摂取後は37・1℃で、その後は36・8℃でした。本で読んでいたとはいえ、本当に驚きました。体温が上がったままの状態が続くかどうか、また他にどのような効果があるのか、これから楽しみです。――キャロル

甲状腺機能低下症でしたが、ココナッツオイルを数週間使い、元気になりました。他に何をやっても効果のなかった私にとっては、天の恵みです。――スザンヌ

［関節炎・不眠症］

　ここ数カ月、重度の不眠症でした。あまりにも寝られなかったので、主治医に薬を出してもらいました。薬を使っても、睡眠時間はそれまでの約2時間から4時間程度にしか増えませんでした。薬を飲むと翌日は気分がとても悪くなったので、薬は2、3回使ってあきらめました。しかし、ココナッツオイルを使い始めると、8時間寝られるようになりました。また、関節炎による手、腰と膝の痛みもほとんど消えました。長年の慢性的な化学物質過敏症も消えて、性格が変わったと感じ始めています。こうしたことは、すべてココナッツオイルによるものとしか考えられません。生活の中で他に何も変わっていないからです。――レア

　バージンココナッツオイルを摂取するようになって、関節炎の症状が大きく変化したことに気づきました。それまでは、膝が腫れて不快感がありました。バージンココナッツオイルのことを聞いて、膝の腫れていた部分にすり込みました。すぐに痛みは消えて、腫れが引きました。それから膝の症状は出ていません。――クリス

●細胞のための食品

ココナッツオイルは、体の細胞にとって非常によい食品です。中鎖脂肪酸トリグリセリドの消化に、膵臓の消化酵素やインスリンは不要で、消化酵素をつくる器官やホルモン系に過度な負荷がかかりません。糖尿病や膵臓の機能不全などの症状があっても、体の細胞は栄養を効率よく得ることができます。

あなたの健康状態は、あなたの細胞の健康を反映しています。細胞が病気なら、あなたも病気になります。肝臓の細胞の一部が病気の場合、肝臓の働きは低下します。同様に、全身の健康状態も悪影響を受けます。しかし、体内のすべての細胞が健康であれば、あなたも健康です。

ココナッツオイルを食べると、栄養が細胞に簡単に届き、元気で活発な状態を維持することができます。ココナッツオイルの中鎖脂肪酸は、細胞のエネルギーを高め、代謝を上げて不要物や毒素を排出するのに役立ちます。

あなたの細胞は、体の内側・外側を問わずに中鎖脂肪酸を吸収します。これが皮膚の問題にココナッツオイルが効果のある理由の1つです。ココナッツオイルによって、肌が若々しく、健康的になり、皮膚の問題が改善した例はたくさんあります。ほくろも定期的に使うことで薄くなります。つまり、ココナッツオイルは肌のための食べ物として捉えることもできます。肌の局所につけると、細胞が中鎖脂肪酸を吸収してエネルギーに換えます。代謝が活発化して、肌の問題や傷の修復が促されます。

ココナッツオイルを使い始めた人から報告があるたびに、私はいつも驚かされています。私がよく耳にするすばらしい効果の1つは、腫れや慢性的な痛みの緩和です。次のローラとボニーの話はその典型です。

22歳のとき、バイクで事故にあって以来、足と膝に問題がありました。いまは51歳ですが、年齢が上がるのに伴って、症状は悪化しました。コンピュータを使って何時間も仕事をしているので、終わったときには膝と足がむくんで、とても痛むことがありました。長時間座っていた後は、立ち上がって歩くことも大変でした。バージンココナッツオイルを摂取し始めて5、6日後、どういうわけか、立ち上がって歩き出すときの膝は、以前のようにむくみがなく、痛みもありませんでした。——ローラ

ランニングをしているのですが、昨年あたりから膝が腫れ始めて、走るのをやめて

しまいました。それから1カ月後にバージンココナッツオイルを食べ始めると、腫れはほとんどなくなりました。――ボニー

関節炎、線維筋痛症などによる炎症や痛みは、ココナッツオイルを定期的に利用することで、緩和したり消えたりすることが報告されています。その理由は完全にはわかっていませんが、ココナッツオイルが細胞に力を与え、その働きを活性化させていることが一因だと私は考えています。ココナッツオイルに、穏やかな抗炎症作用があることを示すエビデンスもあります。また、ココナッツオイルには、体の循環機能を改善する効果もあります。それによって治癒力が高まり、痛みや腫れが解消されるのです。

●抗菌作用

ココナッツオイルは、感染症に使える優れた天然の治療薬です。私はココナッツオイルで慢性的な皮膚の真菌症が数日で治り、膀胱炎が2日で消えて、インフルエンザからほんの12時間で回復するといった症例を見てきました。

ココナッツオイルに含まれる中鎖脂肪酸のすばらしい特徴が抗菌作用です。中鎖脂肪酸トリグリセリドは、体内でモノグリセリドと中鎖脂肪酸に分解されます。どちらも細菌、真菌、ウイルス、寄生虫を倒す作用があります。

ヒトの母乳には、中鎖脂肪酸トリグリセリドが含まれていることがわかっています。この中鎖脂肪酸トリグリセリドは、乳児の栄養源となるばかりでなく、さまざまな感染症から守る役割もあります。研究によって、母乳に含まれる中鎖脂肪酸トリグリセリドが、生後数カ月間、新生児を感染症から守る主成分であることが明らかになっています。

ココナッツオイルの中鎖脂肪酸トリグリセリドは、母乳の中鎖脂肪酸トリグリセリドと似ています。そのため、ココナッツオイルは病院や市販の粉ミルクに加えられていることがあります。医療研究者は、ココナッツオイルの中鎖脂肪酸が、胃潰瘍、尿路感染、肺炎、淋病などを引き起こす原因菌を殺菌することを明らかにしています。また、イースト菌を始めとした真菌も殺菌します。インフルエンザ、ヘルペス、麻疹、C型肝炎、HIVなどのウイルスにも効果があり、サナダムシ、シラミなどの寄生虫も駆除できます。

ハワイの自然療法医、トレーシー・ジョーンズはココナッツを使った治療で多くの成果を上げています。トレーシーは興味深い症例を話してくれました。

蟯虫《ぎょうちゅう》の症状がある生後4カ月の乳児の母親がトレーシーを訪ねてきました。乳児は頭全体に発疹が出ていて、ひどい状態でした。「他の医師は何もできなかった」と母親は言いました。その乳児はココナッツオイルを直接食べさせるには小さ過ぎました。まだ母親が母乳を飲ませていました。そこでトレーシーは、母親がココナッツオイルを摂取すれば、母乳内の中鎖脂肪酸が豊富になって、それが乳児の症状に役立つかもしれないと考えました。

母親にココナッツオイルを渡して、1日に大さじ3杯摂取し、ココナッツウォーターも多少飲むように伝えました。数日後、親子が再びトレーシーのところにやって来たとき、乳児の頭の発疹は著しく減っていました。母親は、前日に娘が白いものを吐き出したこと、さらに吐いたものに黒い小片がたくさん混ざっていたことを報告しました。それが寄生虫だったのかもしれません。

医師は頭に残っている発疹をココナッツオイルでマッサージして、母親にはココナッツオイルの摂取を続けるよう伝えました。さらに数日後、乳児の頭には小さな硬貨ほどの赤い点が残っているだけで、健康状態は良好のようでした。

本章ですでに説明したように、トリグリセリドは3つの脂肪酸がグリセリンと結合したものです。トリグリセリドが消化管で分解されると、脂肪酸は1つずつ分離します。脂肪酸が1つ分離すると、残りはグリセリンと2つの脂肪酸になり、ジグリセリドと呼ばれるものになります。脂肪酸が2つ分離すると、グリセリンに結合している脂肪酸は1つになり、これはモノグリセリドと呼ばれます。3つの脂肪酸がすべて取り除かれるとグリセリンのみが残ります。分離された脂肪酸は、遊離脂肪酸になります。

トリグリセリドとジグリセリドに抗菌特性はなく、モノグリセリドと遊離脂肪酸にはあります。ココナッツオイルはすべてトリグリセリドでできているため、そのままでは抗菌作用はありません。抗菌作用が活性化するのは、トリグリセリドが消化管でモノグリセリドと遊離脂肪酸に転換された後です。

ココナッツオイルに含まれる3つの重要な中鎖脂肪酸は、ラウリン酸（C12）、カプリル酸（C10）とカプリン酸（C8）です。これらの脂肪酸のモノグリセリドは、モノラウリン、モノカプリル、モノカプリンと呼ばれます。すべての中鎖脂肪酸とそのモノグリセリドには抗菌作用があり、ラウリン酸のモノグリセリドであるモノラウリンは最大級の抗菌、抗ウイルス、抗真菌の効果があります。しかし、それぞれのモノグリセリドは、細菌に対して異なる効果を持っています。例えば、大腸菌の殺菌効果は高いものの、対カンジダ・アルビカンス（真菌）では効果が低いモノグリセリドがあります。3つのモノグリセリドが相乗効果を発揮すると、最大の殺菌効果があります。

中鎖脂肪酸とそのモノグリセリドに弱い細菌は、脂質で覆われた細菌です。中鎖脂肪酸とモノグリセリドは、細菌の膜に吸収されます。細菌の膜はそれによって弱まり、バラバラに分解されます。この過程は極めて有効で、抗生物質に耐性を持つようになったスーパー耐性菌も殺菌できます。細菌は、この過程には耐性を得ることができません。

動物とヒトを対象とした臨床試験で、中鎖脂肪酸の抗菌作用について検証が行われています。動物を使ったココナッツオイルの研究では、消化管内の原虫（単細胞の寄生虫）の減少が明らかになりました。インドでは、ココナッツ製品を使って、体内に侵入したサナダムシの治療に成功しています。ココナッツオイルとココナッツオイル由来のモノグリセリドを使った現在進行中の臨床試験でも、多くの感染症状の治療で好結果が出ています。

ココナッツオイルは、エイズやＳＡＲＳなどの深刻な感染症にも有望なことが研究によってわかっています。１９８０年代に行われた研究では、ココナッツオイルに含まれる中鎖脂肪酸が、エイズウイルスのＨＩＶを殺傷できる可能性があることを示しています。ココナッツオイルに関する調査報告が広まると、ＨＩＶ感染者の治療にココナッツオイルが使われるようになり、ＨＩＶ感染者の回復の事例が報告されるようになりました。

ＨＩＶ感染者に対するココナッツオイルの初の臨床試験は、１９９９年にフィリピンのサン・ラザロ病院で行われました（Teuher, 1999）。被験者は22～38歳のＨＩＶ感染者14人

中鎖脂肪酸が効果を示す感染症

医学的研究によって、ココナッツオイルに含まれる中鎖脂肪酸は、以下の感染症を引き起こす細菌、ウイルス、真菌、寄生虫に効果があることが明らかになっています。

細菌

咽頭炎・副鼻腔炎
尿路感染
肺炎
中耳炎
虫歯・歯周病
食中毒
毒素性ショック症候群
髄膜炎
骨盤内感染症
生殖器感染症
悪性リンパ腫
結膜炎
オウム病
胃潰瘍
敗血症
心内膜炎
腸炎

ウイルス

インフルエンザ
麻疹
ヘルペス
伝染性単核球症
C 型肝炎
エイズ
SARS

真菌

白癬
水虫
カンジダ症
おむつかぶれ
鵞口瘡
爪真菌症

寄生虫

ランブル鞭毛虫症

で、いずれも抗ＨＩＶ治療を受け続けるお金がないか、まったく受けたことがありませんでした。

試験期間は半年で、治療の効果はウイルス負荷量（血中のウイルス数）の減少と、ＣＤ４数（免疫細胞）の増加で判断されました。被験者には大さじ３・５杯以下のココナッツオイルが毎日与えられました。被験者の一部には、ココナッツオイル、それ以外にはモノラウリンが与えられました。

試験期間が終了するまでに、14人のＨＩＶ感染者のうち８人のウイルス負荷量が減少し、好結果を示しました。５人はＣＤ４数が増加して、よい成果を示しました。11人の被験者の体重が以前の水準に戻り、健康状態の改善が見られました。この試験に参加したコンラッド・Ｓ・デイリット医師は、「この初めての臨床試験によって、ココナッツオイルに抗ウイルス作用が実際にあり、ＨＩＶ感染者のウイルス負荷量の減少を助けるということが確認できた」と述べました。

ＨＩＶ感染者の支援団体、キープ・ホープ・アライブ(Keep Hope Alive）はＨＩＶ感染者、エイズ患者がココナッツオイル、果肉やココナッツミルクを摂取した後に、健康状態が改善したという事例をいくつか報告しています。なかには症状がすべて消えた事例もありました。いくつかの事例を紹介します。

中鎖脂肪酸で不活性化される微生物

医学的研究によって、ココナッツオイルに含まれる中鎖脂肪酸で、不活性化される数多くの微生物(病原体)が明らかになっています。以下は医学誌で報告されたその一部です。

細菌
- リステリア・モノサイトゲネス
- ヘリコバクター・ピロリ
- インフルエンザ菌
- 黄色ブドウ球菌
- 表皮ブドウ球菌
- レンサ球菌
- 大腸菌
- 緑膿菌
- アシネトバクター・バウマニ
- ナイセリア
- クラミジア・トラコマチス

寄生虫
- ランブル鞭毛虫
- 繊毛虫

ウイルス
- ヒト免疫不全ウイルス (HIV)
- SARS コロナウイルス
- 麻疹ウイルス
- 風疹ウイルス
- ヘルペスウイルス
- 腫瘍ウイルス
- RS ウイルス
- ヒトTリンパ好性ウイルス (1型)
- 水疱性口炎ウイルス (VSV)
- ビスナウイルス
- サイトメガロウイルス (CMV)
- EB ウイルス
- インフルエンザウイルス
- C 型肝炎ウイルス
- コクサッキー B4 ウイルス

ある男性は新鮮な果物や野菜などに加え、ココナッツを深皿1杯、調理したシリアルを毎日食べて、ウイルス負荷量が2カ月半で60万個から検知不能な水準に減少しました。

ココナッツミルクを4週間にわたって1日当たり283・5g摂取した男性の事例では、HIVのウイルス負荷量が3万個から7000個に減少しました。その間、抗ウイルス薬は使いませんでした。

ウイルス感染による慢性疲労症候群で体重が平均を約16kg下回っていた男性は、毎週生のココナッツを丸ごと2個食べて、サプリメントも摂取し、3カ月後にはCD8（免疫細胞数とCD4数が倍増し、体重が6・8kg増えたという事例を報告しています。揚げ物は避け、野菜をたくさん食べて、いまでは状態がはるかによくなっています。

免疫系の治療を受けていた男性は、ココナッツミルクを毎日約397g摂取して、6週間経たないうちにウイルス負荷量は6万個から800個に減少しました。397gのココナッツミルクには、約大さじ4杯のココナッツオイルが含まれています。

最後は、抗HIV薬とサプリメントを摂取していた男性の事例です。治療によってウイルス負荷量が減少し、2400個で安定しましたが、体重の減少が続き、健康状態は悪化しました。

そこで、毎日の食事にココナッツオイルを大さじ3杯加えて、数週間後に薬の服用を止めました。ココナッツオイルを摂取し始めてから3週間後の臨床試験では、ウイルス負荷量に変化はありませんでしたが、男性の気分はよくなっていました。通常、抗HIV薬の服用を止めると、ウイルス負荷量は以前の高い水準に戻ります。ココナッツオイルが男性のウイルス負荷量を抑制していたのは明らかです。

……［感染症］

私は低炭水化物・高脂肪食がカンジダ症と膀胱炎に効果があることを実感しています。以前は、抗真菌薬を1度に2～3箱購入していました。いまでは料理にココナッツオイルをたくさん使う他、生のココナッツ、乾燥ココナッツやココナッツミルクなどのココナッツ製品をたっぷり食べています。ココナッツの中鎖脂肪酸はカンジダ菌を殺菌することができます。一方で、健康な腸内フローラ【注：腸内の細菌の集まり】は変わらないことが実証されています。ココナッツを摂取するまで、慢性の膀胱炎に対しては抗生物質を使ってきましたが、いまでは薬を買わなくなりました。2年経ちますが、再発していません。――ローラ

ココナッツオイルを使い始めて数カ月経たないうちに、低血糖症を軽減できました。また砂糖に対する欲求も消えて、体内でカンジダ菌が異常繁殖しなくなりました。これまで生きてきた中で、いちばんよい気分です。——ラメッシュ

慢性的な耳と鼻の感染症を患っていました。ココナッツオイルを毎日、耳と鼻に入れ、症状が大幅に改善しました。この半年間は、毎日大さじ1杯の摂取を続けていて、水泳をしてもまったく感染しません。——ローリー

C型肝炎を患っていますが、バージンココナッツオイルを半年間摂取した後、ウイルス負荷量を検査したところ、非常に少なくなっていました。——ナンシー

職業柄、大勢の患者さんと接触するので、風邪やインフルエンザによくかかっていました。約2年前からココナッツオイルを定期的に使い始めて以来、風邪を引いたり、インフルエンザにかかったりする回数が大幅に減ったことに気づきました。

インフルエンザに感染したとわかったときには、症状が消えるまで3時間ごとにココナッツオイルを大さじ1杯摂取します。この方法で最長32時間、最短12時間で症状

は消えています。——ジョー

このように中鎖脂肪酸には、致命的になりかねないＨＩＶなどの病原体の殺傷力がありますが、私たちには無害で、細胞のエネルギーとして利用されています。ココナッツオイルが栄養成分以上に健康効果のある食べ物とみなされている理由の１つです。ミシガン州立大学化学・薬理学名誉教授のジョン・カバラ博士は、中鎖脂肪酸がヒトの健康に与える影響を50年間研究してきました。カバラ博士は、「医学史の中で、有益な特性を持ちながら毒性や有害な副作用のない物質を発見できるのは稀である」と述べています。

ただし、中鎖脂肪酸は多くの病原体を倒しますが、すべての微生物に有効なわけではありません。一部の感染症には効果がないこともあるので、ココナッツオイルがあらゆる病気を治すとは期待しない方がよいでしょう。

体内のすべての細菌を殺菌する抗生物質とは違い、中鎖脂肪酸は、腸内の善玉菌はそのまま残します。善玉菌は、重要な栄養素をつくり出したり、有害な細菌や真菌と戦ったりします。抗生物質を使って善玉菌を減らしてしまうと、腸内のカンジダ菌が過剰になって、カンジダ症が発症することがあります。

細菌にしか効果がない抗生物質とは違い、中鎖脂肪酸は細菌の他、ウイルス、真菌、寄生虫も倒します。このように中鎖脂肪酸は多くの病原微生物を倒すだけでなく、免疫系を向上させることを示すエビデンスもあります（Witcher, 1996）。中鎖脂肪酸を含むココナッツオイルを毎日食べることで、感染症を退けることができます。

……［寄生虫］

私の夫は、慢性的に具合が悪い状態でした。風邪やインフルエンザというわけではなく、単に元気が出ないという感じです。そこで、本を徹底的に読んで、治療法を調べました。代替医療を行う施設に検体を送ると、夫の消化管全体に寄生虫がたくさんいて、ウイルスや細菌もいっぱいだと言われました。まず寄生虫を駆除するために、薬草茶を飲み、栄養食品やハーブをたくさん摂取しました。それによって夫は元気になりましたが、その約半年後には夫の胃痛が始まりました。家では犬、猫、馬、牛、山羊、ガチョウなどを飼っていたので、また寄生虫のせいだと思いました。

けれども、今年の夏、夫はココナッツオイルを飲むと決め、治るかどうか様子を見ることにしました。夫は毎日欠かさずココナッツオイルを飲み、胃痛は徐々に消えて、再び元気を取り戻しました。これはすばらしいことでした。ココナッツオイルを食事

でとれば、寄生虫がいない状態を維持できるからです。——アネット

［歯周病］

糖尿病の人は歯周病になりやすいと言われていますが、糖尿病の私もやはり歯肉炎を患っていました。バージンココナッツオイルの摂取を始めると、歯肉炎はすぐ治りました。——ミーガン

これまでは歯を磨くと、いつも歯肉から出血していました。年をとってからは、歯を磨いていなくても、歯肉は赤く腫れていました。私は2型糖尿病なのですが、私の父も糖尿病によって健康な歯が抜けてしまったのを覚えていました。父と同じ経験はしたくないという思いから、バージンココナッツオイルを使い始めました。ココナッツオイルで口をほんの数分間すすぐだけで、歯肉の出血が止まりました。本当に驚いています。——リンダ

消化器疾患

腸内環境

私たちの体内には、膨大な数の細菌が棲んでいて、合計すると約100兆個になります。これは体の細胞数を上回り、その種類は400を超えています。大半は腸内に棲んでいて、糞便の約3分の1は細菌です。

細菌は私たちの生涯の伴侶です。細菌がいなければ私たちは生きていられません。生後数日経たないうちに、消化管にたくさんの細菌が棲むようになります。これらの善玉菌は体に栄養を与え、病気から体を守り、消化管の適切な機能を促す環境を体内に形成します。ナイアシン、ピリドキシン、ビタミンK、葉酸、ビオチンなどのビタミン類、乳製品の消化に必要な酵素などをつくります。病原菌を不活性化する抗菌特性も善玉菌によるものです。一部の細菌は、がんから体を守る抗がん特性も有しています。

しかし、善玉菌とともに、害を及ぼす可能性のある悪玉菌も棲んでいます。何らかの理由で悪玉菌を制御しきれなくなると、さまざまな症状が引き起こされる可能性があります。消化管内の環境が乱れた状態と関連する症状には、便秘、下痢、ニキビ、アレルギー、頭痛、痛風、関節炎、膀胱炎、大腸炎、クローン病、過敏性腸症候群、慢性疲労、がんなどがあります。

　消化管内で最も有害な微生物の1つがカンジダ菌です。消化管に棲んでいますが、免疫系と善玉菌によって数がかなり抑えられているため、通常は害を及ぼしません。しかし、繁殖すると、問題児になります。口腔や皮膚、あるいは全身にカンジダ症を引き起こします。カンジダ菌を始めとした病原菌は、菌自体が症状を起こさなくても、その老廃物であるマイコトキシンやエクソトキシンが害を及ぼすことがあります。これらの毒素が体を汚染して、免疫系に大きな負荷をかけます。体は毒素の影響に対抗するために必死で働くため、エネルギーが奪われます。その結果、慢性疲労に陥ります。

　病原菌が異常増殖すると、腸管の内側が打撃を受けて問題が起こる可能性があります。感染によって皮膚に化膿した傷ができるように、同じことが消化管内で起こるのです。このような局所的な感染は、潰瘍として現れることがあります。

　カンジダ菌は放っておくと、単細胞から多細胞、仮根と呼ばれる根のような突起を持った菌糸に形を変えます。菌糸は腸壁を傷つけます。カンジダ菌やその他の悪玉菌が腸壁を傷つけると、腸の吸収力が影響を受けて、栄養不足につながります。腸壁に穴が開くと、細菌や毒素などが血流に入ります。比較的害のない細菌でも、血流に入ると感染症を引き起こすことがあります。それがさまざまな症状につながることもあります。

消化されなかった食べ物のタンパク質が、腸壁を通って血流に入ることもあります。体の免疫系は、こうしたタンパク質を異物の侵入者と判断し、必死の攻撃を開始します。その結果、アレルギー症状が起こります。あなたの食べ物アレルギーの原因は、消化管内の環境の乱れかもしれません。全身が消化管の健康の影響を受けています。消化器系の健康は、全身の健康にとって非常に重要で、多くの自然療法医は、慢性的な健康問題はすべて腸から始まると考えています。

腸の環境は何によって乱されるのでしょう。最大の犯人は食事です。腸の善玉菌を働かせることが重要です。善玉菌はどのような食べ物が好きなのでしょう。食物繊維が豊富な野菜、全粒粉、マメ科植物、そしてココナッツです。カンジダ菌や他の悪玉菌は、甘いお菓子や精製小麦製品などの炭水化物を好みます。これらは有害な細菌を成長させて、私たちにとって最も不健康な食べ物です。当然ながら、私たちに最適な食事は、善玉菌にとってもよいものです。

抗生物質を中心とした特定の薬は、病原菌を効率的に殺菌するのと同様に、善玉菌も殺菌してしまいます。ステロイドも善玉菌に害を与えます。腸内の真菌は、抗生物質（抗菌薬）の影響を受けません。善玉菌が全滅すると、カンジダ菌やイースト菌といった真菌が異常増殖します。症状がすぐ出ることもあれば、出ないこともあります。抗生物質やステロイドの治療で、腸内のバランスが崩れ、それがいつまでも続くこともあります。

カンジダ菌のエサになる食べ物を排除し、食物繊維の多い食事をとると、善玉菌によい影響を与えます。ココナッツの果肉は、食物繊維が非常に多く含まれていて、善玉菌のエサになります。ココナッツオイルに含まれる中鎖脂肪酸は、カンジダ菌を含む病原菌を倒しますが、善玉菌には害を与えません。プロバイオティクス【注：体によい作用をもたらす生きた微生物やその製品のこと】であるヨーグルトやケフィアも善玉菌の再生に役立ちます。中鎖脂肪酸は、細菌や真菌が開けた腸壁の穴の回復に寄与すると考えられています。ココナッツやココナッツオイルを毎日食べると、健康な腸内環境の回復と維持に、大いに役立つ可能性があります。

潰瘍

潰瘍は皮膚や粘膜の損傷で、炎症や痛みが生じます。消化管のどこにでもできる可能性があります。消化性潰瘍は胃や十二指腸にでき、潰瘍性大腸炎は大腸だけでなく小腸にも炎症を起こします。

かつては、過剰なストレスが消化性潰瘍の主因と考えられていました。ストレスは胃酸分泌を促します。緩衝剤の役目を果たす食べ物がないと、酸が胃の表面に穴を開けて潰瘍ができると考えられていました。現在では、消化性潰瘍の主因はヘリコバクター・ピロリと呼ばれる細菌だとわかっています。ただし、ストレスも感染に対する抵抗力を弱めることで関与している可能性があるとされています。

消化性潰瘍に対して、胃の酸性度を下げる淡泊な食事や制酸薬が勧められることがあります。抗生物質が処方されることもあるでしょう。しかし、抗生物質は病原菌だけでなく善玉菌も倒し、これが他の健康問題につながる恐れがあります。

ココナッツオイルは善玉菌に悪影響を与えない治療法です。さまざまな種類の潰瘍と関係している細菌やウイルスなどには、ココナッツオイルに含まれる中鎖脂肪酸が有効です。

炎症性腸疾患

炎症性腸疾患には、過敏性腸症候群、クローン病、潰瘍性大腸炎などが含まれます。これらの患者は過去30年で大きく増加し、精製炭水化物や医薬品の使用頻度が高い先進国で特に顕著です。

過敏性腸症候群は、主に大腸に影響を与えます。食後に腹部膨満、おなら、腹痛、便秘や下痢といった症状が起こり、これらの問題が頭痛、関節痛、筋肉痛や慢性疲労などにつながります。

クローン病は、口から直腸に至るどの部分でも症状を起こす可能性があります。最も一般的な炎症部位は小腸の下部、大腸との結合部分です。発熱、出血や体重減少を伴う場合もあります。下痢がほぼ絶え間なく続き、その結果、栄養の吸収率が悪くなり、水分やミネラル類の喪失につながります。慢性的な炎症と、潰瘍の深い浸潤が続くことで、腸壁が極端に厚くなります。皮膚疾患や関節炎の原因になることもあります。

潰瘍性大腸炎は、慢性的な炎症によって、大腸と直腸の粘膜に潰瘍が形成されます。主な症状は、血液が交じった下痢です。重症の場合には、大量の下痢と出血によって、発熱や貧血になる場合もあります。発疹、口内炎、関節炎などを引き起こすことがあります。長年患っている人は、大腸がんになるリスクが高まります。消化性潰瘍と同様、細菌が原因の可能性がありますが、研究者は未だに原因となる特定の細菌を明らかにできていません。

過敏性腸症候群の治療には、抗生物質が使われてきました。症状が解消することは多いものの、大抵は一時的です。抗生物質を使うと善玉菌も殺菌され、抗生物質が効かない新たな一連の症状が起こります。

食習慣を改善し、抗生物質を使用しても症状の緩和が続かない場合、次の選択肢は手術になります。しかし、手術は確実な治療法ではありません。患部を除去しても、症状が戻ることがあります。消化管内の環境は乱れたままです。

これより賢明な治療法は、腸内の健康改善でしょう。甘いものや精製穀物を食べる量を減らし、善玉菌を殺傷する薬は避けて、食物繊維が多い食品、善玉菌の栄養になる発酵食品を食べ、ココナッツオイルを利用することで腸内バランスが整えられます。ココナッツオイルは、消化管内の炎症の予防や治癒に役立ちます。1日にココナッツマカロン（P３２６）を２個食べるだけで、過敏性腸症候群に伴う症状が緩和したことも報告されています。しかし、ずっと緩和するにはさらに努力が必要です。

胆嚢疾患

胆嚢疾患を抱えている場合や、胆嚢を手術で切除している場合には、ココナッツオイルは天の恵みとなるでしょう。ココナッツオイルによって、不安な思いをすることなく食事に脂肪を加えられるようになります。

胆嚢は肝臓のすぐ下にあって、肝臓で絶えずつくられている胆汁の貯蔵庫として機能しています。脂肪が消化管に入ると、胆嚢には収縮するよう信号が送られて、この収縮によって胆汁は胆管を通って十二指腸に放出されます。

胆汁は脂肪の消化には不可欠です。水と脂肪は混ざらず、水と脂肪を混ぜようとすると脂肪は表面に浮かびます。水と油でサラダドレッシングをつくったことがあれば、この分離はとてもよくわかるでしょう。

同じことが消化管でも起こります。私たちが食べる大半の食べ物は水溶性で、脂肪と分離します。脂肪の消化酵素も水溶性で、油とは混ざりません。しかし、そこに胆汁が加わると、乳化剤の働きをして水と油が混ざります。それによって、脂肪の消化酵素は中性脂肪（トリグリセリド）を分解することが可能になります。

肝臓は胆汁を絶えず生成していますが、脂肪分が多い食事に対応するには不十分です。したがって、胆嚢はこの作業を適切に行うために十分な胆汁を貯蔵しておく必要があります。胆嚢内の胆汁が固まり、胆石になり始めると問題が起こります。胆石は十二指腸に放出される胆汁の量を減らし、胆管を詰まらせることもあり、強い痛みや不快感が生じます。

胆嚢を手術で切除するのが胆石の一般的な治療法です。もう1つの方法は超音波による胆石の破砕です。胆嚢に超音波を照射して胆石を壊し、自然に流れ出るようにする治療法です。胆石が小さい場合は、この方法が有効でしょう。残念ながら、胆石の存在に気づいたときには、胆石は超音波で処理するには大きくなり過ぎています。

胆嚢疾患へのもう1つの対応法が、ココナッツオイルです。ココナッツオイルに含まれるカプリル酸とカプリン酸のモノグリセリドとジグリセリドは、ヒトの胆石を分解することが研究によって明らかになっています。安全かつ効率的に、胆石を分解することが期待できます(Arranza, 1995)。

胆嚢を手術で切除した人が抱える問題は、脂肪を消化できないことです。胆嚢がなければ、少量の脂肪を乳化する胆汁もありません。脂肪を食べ過ぎると、消化不良になってしまいます。不快感だけでなく、不快感によって栄養不足も起こります。必要な栄養素をすべて摂取するには、食事に適量の脂肪が必要です。ビタミンA、D、E、Kといった脂溶性ビタミンの吸収には、脂肪が必要です。脂肪が消化されないと、こうした重要なビタミン類は十分得られません。

胆嚢を切除した人が食事で脂肪の量を増やしても、腸に痛みが出るだけです。しかし、ココナッツオイルを使えば、痛みなしで必要な脂溶性ビタミンをとることができます。前述のように、ココナッツオイルの中鎖脂肪酸は簡単に消化されます。消化のために膵臓の消化酵素も胆汁も不要です。したがって、ココナッツオイルの消化には他の脂肪ほど胆汁は必要ありません。もし胆嚢を切除している場合は、食事の際にココナッツオイルを使ってみてください。脂肪に対して敏感な人もいるので、徐々に試してみてください。最初は少し摂取して、安心できる量を使ってください。

フリーラジカルと抗酸化物質

フリーラジカルと疾患の関係

心臓病、がん、高血圧、関節炎、白内障、物忘れ。これらの健康状態の共通点は何でしょうか。年齢は原因ではありません。若くてもいくつかの問題を抱えている人はいます。これらの症状、他の変性疾患の共通点はフリーラジカルです。

フリーラジカルは全身を破壊する物質です。フリーラジカルは電子の1つが失われた不安定な分子で、安定化するために近くの分子から電子を奪います。この過程で、他の分子がフリーラジカルになり、近くの分子を攻撃して電子を奪います。連鎖反応が起こり、数百、数千の分子が影響を受けます。

分子が一度フリーラジカルになると、正常な機能は永久的に破壊され、この分子が含まれている細胞全体に影響します。フリーラジカルの攻撃を受けた細胞は変質し、機能不全になります。フリーラジカルは細胞を攻撃して損傷を与え、細胞の突然変異や死につながります。

フリーラジカルによる損傷が長年積み重なり、その結果、老齢期の症状にもつながります。一部の研究者は、フリーラジカルが老化の主因と考えています。この理論に基づくと、フリーラジカルが体内で発生するのを抑えられれば、私たちは年をとらないでしょう。しかし、フリーラジカルの反応を止めることはできません。フリーラジカルは、通常の細胞呼吸の一環として発生します。環境内の汚染物質や毒素も発生原因で、食べ物でさえフリーラジカルの発生を促します。

フリーラジカルは酸化によっても生まれます。鉄が酸化すると錆が生じます。脂肪は酸化されると酸敗します。そして動脈内の細胞組織が酸化されると、プラークが形成されます。幸い、私たちには自己防衛手段があり、体はフリーラジカルの連鎖反応を止められるたくさんの抗酸化物質を生成します。ビタミンＣやＥなど、食べ物に含まれる多くの栄養素も抗酸化物質として働きます。

体内の抗酸化物質、フリーラジカルの数は、食べ物と環境によって決まります。汚染された環境に住み、抗酸化物質を含まない食べ物を食べていれば、フリーラジカルによって激しく破壊されます。年齢以上に早く年をとり、慢性疾患をいくつも発症します。

フリーラジカルは60を超える一般的な健康問題の要因と認められています。フリーラジカルが必ずしもこれらの症状をすべて起こすわけではありませんが、少なくとも共犯者として関わっています。

フリーラジカルが関係している代表的な疾患・症状

心臓病	喘息
アテローム性動脈硬化症	花粉症
がん	食品アレルギー
脳卒中	静脈炎
糖尿病	静脈瘤
乾癬	潰瘍
湿疹	白内障
ニキビ	大腸炎
関節炎	便秘
浮腫	乳腺症
慢性疲労	黄斑変性症
痔	アルツハイマー病
発作	パーキンソン病
前立腺炎	物忘れ
前立腺肥大	腎臓結石
多発性硬化症	痛風
月経前症候群	うつ病
月経困難症	不眠症

［アレルギーと鼻炎］

ココナッツオイルと人工涙液を混ぜて鼻用スプレーをつくって使ったところ、なんと1時間後には鼻炎の症状が改善して、よい状態が続いています。以前はブタクサのシーズンにひどいくしゃみをしていましたが、スプレーを始めて以来、症状は出ていません。——ドナ

ひどい風邪をひいて、鼻詰まりがひどかったときに、父の昔の治療法で、のど薬を溶かして鼻に入れていたことを思い出しました。そこで、のど薬の代わりにココナッツオイルを使ってみることにしました。指にココナッツオイルをたくさんつけて、鼻の穴に入れて、横になりました。オイルは溶けて一部はのどに流れていきましたが、大半は副鼻腔に入りました。1時間もしないうちに、粘膜の固まりがたくさん出てきました。ココナッツオイルが鼻の症状を取り除いてくれました。風邪は数日で治り、慢性的な副鼻腔の圧迫感は減ったようです。——L・H

抗酸化物質とココナッツオイル

脂質が酸化されると過酸化脂質になります。過酸化脂質は、フリーラジカルを大量に生み出します。不飽和脂肪酸、なかでも多価不飽和脂肪酸は、過酸化脂質になりやすい傾向があります。

科学者は、過酸化脂質がさまざまながんの発症とも関係していると捉えています。抗酸化物質は多価不飽和脂肪酸の過酸化を防ぎ、がん発症の予防に有効なことが明らかになっています。例えばある研究では、皮膚がんの細胞を抗酸化物質のビタミンEで治療すると、がん細胞の増殖が減少し、同時にフリーラジカルと過酸化脂質は大幅に減りました。抗酸化物質の効果を得るためには、必ずしも経口摂取する必要はありません。実験動物に抗酸化物質を局所的に塗布した研究では、腫瘍のリスク低減に有効でした(Passwater, 1985)。

ニューヨークにあるカブリーニ医療センターのキャレン・バーク博士は、皮膚がん患者240人の血中セレニウム(抗酸化ミネラル)濃度が、皮膚がんではない対照群より著しく低かったことを実証したと発表しました。その後、セレニウムの効果を明らかにするため、博士はマウスを使った実験を行っています。第1グループにはセレニウムのサプリメントを与え、第2グループにはセレニウム化合物を皮膚に塗り、第3グループには何も処置をしませんでした。次にすべてのグループに紫外線を照射しました。セレニウムを与えられた2つのグループの損傷の程度は、与えられなかったグループよりはるかに軽度でした。この研究から、セレニウムが紫外線照射から皮膚の脂肪酸を守り、皮膚がんの危険性を低下させたことがわかりました。この研究はまた、抗酸化物質が経口摂取でも皮膚への局所使用でも、紫外線照射の影響を防げることを示しています。

葉緑素がフリーラジカルと戦えることを発見した研究もあります。抗酸化物質として働く植物色素の一群、カロテノイドは、フリーラジカルによる損傷から体を保護することが明らかになりました。β-カロテンが最も有名なカロテノイドです。動物にβ-カロテンを余分に与えると、フリーラジカルに対する大きな防御力になることが発見されています。

これらの研究から、抗酸化物質はフリーラジカルの発がん性から体を守るのに有効なことがわかります。ココナッツオイルは抗酸化物質として働き、過酸化脂質を減らすため、がんの予防に有効です。飽和脂肪酸は化学的に安定していて、過酸化や酸敗を起こしにくいため、食品メーカーは製品に飽和脂肪酸を加える傾向があります。飽和脂肪酸は、多価不飽和脂肪酸の酸敗を防ぎます。油脂内の飽和脂肪酸の割合が高いほど安定度は高く、抗酸化物質としての有効性も高まります。ココナッツオイルは92％が飽和脂肪酸で、他のどの食用油よりも比率は高く、安定しています。

最近のいくつかの研究は、多価不飽和脂肪酸の摂取は黄斑変性症《おうはんへんせいしょう》と関係していることを示しています。30年前には糖尿病が失明の主因で、黄斑変性症の人はほとんどいませんでしたが、現在、この疾患を抱える人は糖尿病の5倍で、失明の最大の原因になっています。米国では、失明者の3分の2は黄斑変性症が原因です。

過去30年間に、多価不飽和脂肪酸を多く含む植物油は心臓によいという意見によって、ココナッツオイルを含む他の油脂に代わって利用が増加しました。研究によれば、多価不飽和脂肪酸を多く含む植物油を摂取する人が黄斑変性症になる数は、摂取しない人の2倍です。植物油をたくさん摂取する被験者は、少量しか摂取しない被験者の3・8倍のペースで症状が進行したことを示す研究もある他、一価不飽和脂肪酸でもリスクが高まることが明らかになっています。最もリスクが低いのは飽和脂肪酸で、飽和脂肪酸の含有率が高いほどよい結果でした。ココナッツオイルは、食用油の中で飽和脂肪酸の割合が最も高いため、黄斑変性症を予防する力を持っています。

フリーラジカルはてんかんにも関係していることを示す研究がありますが、てんかんにもココナッツオイルは有効です。食事にココナッツオイルを加えると、てんかん性発作のある子供の3分の2で、発作の頻度が半分以下に減少したという研究があります(Ross, 1985)。

また、老化に伴う肌の乾燥やシワの発生にもフリーラジカルが関わっています。乾燥肌は不飽和脂肪酸と関係していて、ある研究では、不飽和脂肪酸が含まれる割合は、乾燥肌(60％)

の方が普通肌（49％）より高いことが明らかになっています。体がフリーラジカルによって破壊される量を減らせば、年齢が上がっても見た目や気持ちが若い状態を維持できます。ココナッツオイルを定期的に摂取することで、フリーラジカルを食い止め、老化の速度を落とすことができます。

がん

私が知り合ったある男性は、頭皮に数百個の前がん病変がありました。病変はやわらかく、少し炎症があり、まったく治りませんでした。頭皮にできて外からは見えなかったため、男性は無視していました。小さな痛みと考えて、気に止めていませんでしたが、その状態が3年以上続き、不安を感じるようになりました。私はポール・ソスが勧めていた手順に従って、男性にココナッツオイルを病変につけてもらいました。1カ月経たないうちに、病変は完全に治りました。

同じようなことは他の人にも起こりました。ココナッツオイルを使って、自分でドッグフードをつくっているあるペットの飼い主が、次のように話してくれました。

「ドッグフードにココナッツオイルをかけるようになって、犬の健康状態が大きく変わりました。目、元気さ、毛並みなどからわかります。以前、2匹のオスはがんと診断されましたが、いまは治っています。獣医はがんがこれほど早く治った例は見たことがない、と言っています。ちなみに、この獣医は、いまではココナッツオイルの信奉者で、すべての動物に処方しています」

こうした出来事から、ココナッツオイルに抗がん特性があることがわかります。医療研究者がこれを裏付けていて、大腸がん、乳がん、皮膚がん、肝臓がんに対するココナッツオイルの効果を示しています。

例えば、化学的に大腸がんを発症させたマウスを使って、油の種類ががんに与える影響を調査した研究があります。実験に使われた油は、コーン、紅花、オリーブ、ココナッツでした。ココナッツオイルは他のどの油よりもがんの進行を抑えました。コーン油をエサとしたマウスと、ココナッツオイルをエサとしたマウスでは、大腸内の腫瘍の成長に10倍の差がありました。ココナッツオイルとオリーブオイルを与えられたマウスは、腫瘍の発生率が低く、オリーブオイルは7％、ココナッツオイルはゼロでした(Reddy, 1984)。

ココナッツオイルに含まれる中鎖脂肪酸の抗がん作用は、乳がんでも実証されています。動物に乳がん誘発の可能性がある化学物質を投与した研究では、エサに中鎖脂肪酸を混ぜて与えると、腫瘍ができなかったのに対し、他の油を与えた動物には、腫瘍ができたことを発見しました(Cohen, 1987)。

ココナッツオイルは皮膚がんから肌を守ることを示す研究もあります。発がん性物質をマウスの皮膚に塗ると、20週以内に腫瘍ができました。しかし、その物質とともにココナッツオイルをつけると、腫瘍はまったくできませんでした(Nolasco, 1994)。

貯蔵されている穀物や豆は、カビが生み出す発がん性物質、アフラトキシンで汚染されていることがあります。アフラトキシンは動物に肝臓がんを起こすことで知られ、アフリカやアジアで肝臓がんの発症率が高い原因になっていると考えられています。肝臓がんは、フィリピンの一部の地域では深刻な問題です。フィリピンで食べられている食べ物の中では、トウモロコシがアフラトキシンに汚染されていることが明らかになっています。

ココナッツオイルを摂取すると、アフラトキシンの発がん性作用から守られるようです。フィリピンのビコール地方は、ココナッツオイルの消費量が極めて高く、トウモロコシも同様にたくさん食べています。ビコール地方の住民はフィリピンのその他の地域より肝臓がんの発症率がはるかに低いため、ココナッツオイルがアフラトキシンの影響から彼らを守っているのでしょう。

フリーラジカルや発がん性物質の他に、がんの発症要因として知られているのがウイルスです。例えばヒトパピローマウイルス（ＨＰＶ）は、ほぼすべての子宮頸がんで見つかっています。他にもサイトメガロウイルスやアデノウイルスなどが、がんと関係しているとされています。中鎖脂肪酸が持つ抗ウイルス作用によって、ココナッツオイルはウイルスによるがん予防にも役立つかもしれません。

私たちみんなにがん性細胞はありますが、すべての人ががんを発症しないのは、反乱を起こした細胞が手に負えなくなる前に免疫系が対応しているためです。免疫系が本来の設計図通りに機能している限り、がんの心配をする必要はありません。米国がん協会のアーサー・Ｉ・ホレッブ医師は、「免疫系が有害な細胞を破壊できない場合のみ、がんは発症する」と述べています。つまり、免疫系にあまりにも負荷がかかっているか、弱っている場合、人はがんになる可能性があるということです。たとえ発がん性物質にさらされても、免疫系がしかるべき機能を果たしていれば、がんは発症しません。健康的な免疫系が、あらゆるがんを予防する重要な要因なのです。

ココナッツオイルに抗がん作用があることから、中鎖脂肪酸は免疫系の向上にも役立つと考えている研究者もいます。ラウリン酸のモノグリセリドであるモノラウリンが、白血球、なかでもＴ細胞の生成を促進することを発見した研究があります（Witcher, 1996）。Ｔ細胞はがん性細胞を含む体の異物をすべて撃退します。中鎖脂肪酸が腫瘍組織などの脂肪酸構成に影響を与え、腫瘍の成長を抑制することを示した研究もあります(Ling, 1991)。

これらのエビデンスから、ココナッツオイルには抗酸化作用、免疫系を強化する作用、発がん性物質から体を守る作用があり、ココナッツオイルを使うことが、がんを予防する安全で効果的な方法だと考えられています。

［がん闘病記］

1998年、私はニューヨークでコンピュータの会社、フィリピンでインターネットの会社を経営していました。とても忙しかったのですが、年に1度の健康診断は必ず受けていました。その年の2月に健康証明書を受け取りました。数カ月後、胸の辺りに奇妙な感覚が出始めて、10月下旬にはそれは鋭い痛みに変わっていました。医者に行くとすぐがん専門医を紹介され、進行性の乳がんという診断を受けて、すぐに手術する必要があると言われました。

これを聞いてとても驚きました。私の家族でがんになった人はいません。手術を行う前に、セカンド・オピニオンを聞こうと思い、別の専門医を訪ねましたが、同じことを言われました。一部の摘出か、化学療法だけでよいと言ってくれる医者を捜し続けました。最終的に、5人目の医者にこう言われました。「選択肢はありません。あなたを救えるかどうかさえわかりません。ただちに手術が必要です」。結局、手術を受けて、その後の数カ月間、化学療法を行いました。医者はがんを抑えたと言いましたが、完全には消えていなかったため、薬物治療を続けました。

その後、私はフィリピンに行くことにしました。私は農場を持っていて、そこで薬草を育てようと思ったのです。農場にはココヤシがたくさん生えていて、乾燥ココナッツをつくっていました。

2001年、今度はひどい頭痛が私を襲いました。医師を訪ね、頭のレントゲン写真を撮ってもらうように頼みました。翌日、主治医のところへ行くと、7人の医者が待っていました。頭蓋骨のがんでした。そして誰も私のような頭蓋骨のがんは、見たことがないと言いました。私はとてもショックを受けました。生存率はどの程度かと尋ねると、「フィリピンではゼロです」と言われました。おそらく余命は2カ月だったでしょう。

急いで米国に戻り、主治医を訪ねました。フィリピンの医師がすでにファクスを送って私の病気を主治医に伝えていました。翌日、外科医のところへ行き、症状について話をして、MRI、CTスキャン、血液検査などを受けました。手術は翌朝と決まりました。

手術では、残念ながら医師はがんの全部を摘出できませんでした。乳がんの手術後の化学療法は効果がなかったので、化学療法でなんとかなるという希望もありませんでした。

助かる見込みはほとんどなく、残された時間をできるだけ有意義に過ごさなければならないと思いました。手術から数カ月、少し回復してから、フィリピンの農場に戻って家族に会いに行きました。とても弱っていて、農夫がココヤシの木の間にコーヒーの苗木を植えるのを丘の上に座って、ただ眺めていました。私は体の免疫系に効く薬草を植えたいと思い立ち、どの薬草を植えればよいか調べ始めました。ちょうどそのときに、ココナッツオイルについて知りました。フィリピンで行われたココナッツオイルを使ったエイズの臨床試験に関して読み、もしココナッツオイルが免疫系を高めてエイズを治せるのなら、私のがんにも効くのではないかと考えました。

ココナッツオイルを1日に大さじ3〜4杯飲んで、さらにどの食事をつくるときにも使いました。朝はオートミール、ホットチョコレートに入れ、調理油としても使いました。また、生のココナッツを食べて、ココナッツウォーターを飲みました。

7月になると、フィリピンに6カ月近くいたので、主治医が心配し始めました。頭蓋骨に残っていたがんを調べる必要がありました。そこで米国に戻ると、とても驚いたことに、がんは治っていました。医師に何をしたのか聞かれたので、ココナッツオイルの治療法を見つけたと伝えました。今もココナッツオイルを使い続けていて、がんはありません。

私はフィリピンでココヤシの木に囲まれて育ちました。祖母はココナッツオイルをつくっていましたが、飽和脂肪酸だと聞いていたので、私は使ったことがありませんでした。健康を意識して精製大豆油やコーン油を利用していました。生まれてからずっとココナッツオイルは身近にあったのに、この奇跡のオイルを再発見するまで、がんの治療法を必死で探さなければなりませんでした。――ジュリー・フィゲロア

肝疾患

ココナッツオイルに含まれる中鎖脂肪酸は、肝臓内でフリーラジカルの破壊作用を防いでくれることが明らかになっています。河野寛博士らによる研究では、中鎖脂肪酸がフリーラ

ジカルの生成を抑制し、アルコール性肝疾患の予防が可能なことがわかりました（Kono, 2000）。他の複数の研究でも、ココナッツオイルがアルコールに起因するフリーラジカルから肝臓を守ることがわかっています。研究者は、中鎖脂肪酸をアルコール性肝疾患の食事療法に利用することを推奨しています。

体内の臓器の中で、ココナッツオイルの恩恵を最も受けるのが肝臓です。肝臓は老廃物の濾過、解毒、エネルギーの貯蔵・生産など、多くの機能を果たしていて、常にストレスにさらされています。病原菌やフリーラジカルは、肝臓を絶え間なく攻撃し、その機能に影響を与えています。ココナッツオイルを食べることで肝臓の負担が減り、フリーラジカルから守られて、必要なエネルギーが供給されます。中鎖脂肪酸は肝臓で代謝の原動力となり、肝機能を向上させます。

また、ココナッツオイルに含まれる中鎖脂肪酸は、長鎖脂肪酸より、肝臓で合成されるコレステロールを大きく引き下げます。長鎖脂肪酸でできている大豆油やキャノーラ油などは、ココナッツオイルよりもはるかに多くのコレステロールを肝臓で生み出します。

長鎖脂肪酸で構成された植物油を過剰に摂取すると、肝臓がコレステロールを処理しきれなくなってしまう可能性があります。これに対して、中鎖脂肪酸は肝臓で速やかに分解されて全身のエネルギー源となります。

腎疾患

腎臓には健康にとって重要な機能がたくさんあります。主な機能は、血液の濾過と老廃物の排出です。またpHや血圧を調整して、体液の恒常性を維持しています。老化に伴い、腎臓の能力は衰えていきますが、腎機能が極端に低下すると、腎不全や死につながることがあります。したがって、腎臓の健康状態を保つことが重要です。

ココナッツオイルは腎臓の損傷を防ぎ、適切な機能の維持を支えてくれる可能性がありま す。腎不全を起こした実験動物を使ったある研究では、ココナッツオイルを与えられた動物の方が、与えなかった動物よりも病変が少なく、長生きしました。研究者は、ココナッツオイルには腎臓の保護機能があると結論づけています。

糖尿病性腎症は、糖尿病の人が発症する腎臓病です。私は、糖尿病と深刻な循環障害のある人が、ココナッツオイルを使い始めてから症状が緩和した例を見ています。損傷の程度がそれほどひどくなければ、回復は可能です。

サライナ・サヨンは、ココナッツオイルの効能を知っている1人です。1991年に肝不全と腎不全を患い、透析を2年続けて、1994年に臓器移植を受けました。2000

年に移植した腎臓に拒絶反応が出て、ココナッツオイルの治癒特性に関心を持つ別の医師の治療を受け始めました。

この医師はサライナの承諾の下、ココナッツオイルの効果を検証するために彼女の協力を得ました。サライナは、ココナッツオイルを使い始めてわずか2週間で変化を感じるようになりました。まず定期的に排便があり(透析患者は便秘に苦しみます)、全身が浄化されている感覚を得ました。サライナは透析を引き続き受けていますが、いまは生き生きとして元気です。元気を取り戻した彼女は、マーケティング・コンサルタントとして正社員で働く他に、ココナッツ製品の販売という新しい仕事も始めました。

デトックス

私たちは、空気、食べ物、飲料水に含まれる、多種多様な汚染物質の影響を受けています。天然、あるいは人工的な有害物質は、1日中私たちの周囲に押し寄せています。何をしたとしても、有害物質との接触は避けられません。幸い、体には健康を維持するために、大量の有害物質を解毒し、排除する能力があります。

しかし、有害物質や毒素に多くさらされていると、体内に蓄積される速度が排出の速度を上回ることがあり、毒素が溜まっていきます。その結果、変性疾患、年齢より早い老化、慢性疾患などが生じます。毒素はフリーラジカルの発生にも関わっていて、過度の負担が免疫系にかかります。

デトックスによって、全身の健康を改善し、場合によっては毒素による健康障害から回復することができます。体内の過剰な毒素の浄化に役立つ天然物質はたくさんあります。ココナッツオイルもそうです。食事にココナッツオイルを加えるようになった人からよく聞くのは、体の浄化が起こるという話です。ココナッツオイルの浄化作用は、次の4つのことから考えられています。

①ココナッツオイルに含まれる中鎖脂肪酸が、細菌、ウイルス、真菌、寄生虫を倒します。これらの微生物は感染症の原因になるばかりでなく、発がん性物質や毒素を生み出すことがあります。

②ココナッツオイルは化学的に成分が安定しているため、フリーラジカルから体を保護する抗酸化物質として機能します。

③ココナッツオイルに含まれる中鎖脂肪酸は、体内で代謝を促進する燃料源として使われます。代謝が上がると、体に備わっている解毒・修復・成長といった機能も高まり、免疫系

の効率も向上します。

④ココナッツオイルは、アフラトキシンを含む多くの毒素の有害な影響を中和します。

化学物質の有害な作用から守ってくれるココナッツオイルの効果は、研究によって明らかになっています。毒素を投与した実験動物に中鎖脂肪酸を与えたところ、中鎖脂肪酸が免疫系を強化し、炎症を減らすことが発見されています(kono, 2004)。

食品添加物として一般的なグルタミン酸ナトリウムにも毒性があることが指摘されています。動物に対して脳障害や神経内分泌障害を起こし、ヒトにも同じ作用がある可能性があります。グルタミン酸ナトリウムと関連した症状には発作、脳卒中や心臓の異常などがありますが、ココナッツオイルによって毒性としての影響を抑えることが研究でわかっています。

コーエンらは、化学物質で誘発した実験動物の乳がんをコーン油は促進するのに対し、ココナッツオイル由来のMCTオイル75%とコーン油25%を混ぜた油では、抑制することを明らかにしています(Cohen, 1987)。

シリアンコらは、発がん性物質となり得るベンゾピレン、アザセリンなどに対し、ココナッツオイルが有効であることを実証しました(Sylianco, 1992)。

細菌が生み出すエクソトキシンとエンドドキシンといった有害な毒素も、ココナッツオイルによって中和・低下することができることを、いくつかの研究が示しています。ココナッツオイルのモノグリセリドは、レンサ球菌やブドウ球菌が生み出すエクソトキシンの生成を抑えるため、食品や化粧品産業で利用されています。

私たちの環境には、毒素があふれています。大気汚染、車の排気ガスなどだけでなく、自宅内の空気も有毒な可能性があります。カーテン、絨毯、ニス、ペンキ、糊、殺虫剤の化学物質、カビが室内の汚染物質です。室内は屋外よりも汚染されていることもあります。

私は古い家から新居に引っ越した際に、室内の汚染がどれほど有害なのかがわかりました。家には新しくペンキが塗られて、新しい絨毯が敷いてあり、木の表面は塗料とニスが塗りたてでした。家の中は、工場のような臭いがしていました。

ココナッツオイルによって悪影響が緩和される毒素

エタノール	ジメチルニトロソアミン
グルタミン酸ナトリウム	メタンスルホン酸メチル
N- ニトロソ - メチル尿素	テトラサイクリン
アゾキシメタン	レンサ球菌エンドドキシン／エクソトキシン
ベンゾピレン	ブドウ球菌エンドドキシン／エクソトキシン
アザセリン	大腸菌エンドドキシン
ジメチルベンゾ[a]アントラセン	アフラトキシン
ジメチルヒドラジン	

数日生活したところ、慢性的な頭痛、めまいや絶え間ない疲労に見舞われて、ひどい気分でした。ココナッツオイルは引っ越しのときに仕舞い込んでしまったため、数週間まったく食べていませんでした。症状は屋内の毒素によるものだと気づき、温かいハーブティーのカップにココナッツオイルを大さじ2～3杯入れて飲みました。数時間もしないうちに、頭はすっきりして、徐々に元気を取り戻し、翌日にはとても気分がよくなっていました。

ココナッツオイルはデトックスの手段として、非常に役立ちます。定期的に使えば、私たちが毎日さらされている多くの有害な毒素を中和する助けになります。私の経験によれば、ココナッツオイルのデトックス作用はとても強力なため、人によっては激しい好転反応が起こります。これについては7章で詳しく説明しています。

……［解毒］

ミズーリー州で働いている看護師です。担当の患者にバージンココナッツオイルを基本的な栄養補助食品として使っています。これまで利用した栄養補助食品の中でも、とてもよいものの1つです。1つだけ注意しているのは、とても強力で、体を解毒する速度が速い点です。何人かの患者は、小さじ1杯から始めて量を増やしていきましたが、それは解毒反応が強かったためです。大抵の人は最初から1日に大さじ3～4杯を摂取できて、免疫系の改善、活力向上、安定した血糖値、甲状腺機能の改善、体重減少、精神の安定など、驚くべき成果が出ています。すばらしい栄養補助食品であることに加えて、調理にも使えます。何よりおいしいです。――マリー

太陽光のビタミン

私たちはほぼ常に、太陽から遮断された屋内で過ごしています。外出するときには、肌を隠す服を着て、すべての細胞を太陽光から守るため、日焼け止めを塗るよう勧められています。紫外線が皮膚がんの原因と言われており、米国では毎年約100万人が皮膚がんと診断され、年間約5・5万人が致命的な黒色腫と宣告されています。

紫外線は適量であれば、実際には有益です。紫外線を浴び過ぎると、がんを発症させる可能性がありますが、適度であればがんの予防に役立ちます。

太陽光から隠れ過ぎると、がんになる確率は上昇します。大半の黒色腫は、太陽から通常守られている背中や足に発生します。太陽にさらされている顔、手、腕は、黒色腫ができに

くい場所です。

米国海軍が行った調査で、海軍の職業別に黒色腫のリスクを比較したものがあります。屋内で仕事をしている人たちの発症率が最も高かった一方、少ない時間でも仕事の一部を屋外でしていた人たちは発症率が最低だったことが明らかになりました。さらに、黒色腫の発症率は衣服で覆われていた胴体の方が、太陽にさらされていた可能性が高い頭や腕より高かったのです。この調査報告者は、定期的に太陽光に当たることが、黒色腫の予防的役割を果たす可能性があると述べています(Garland, 1990)。

日光は、黒色腫だけでなくあらゆる種類のがんから体を守っているようです。研究によれば、日光は乳がん、大腸がん、直腸がん、肺がんや前立腺がんなど、最低でも17種類のがんのリスクを引き下げています。

太陽は、他の健康面にも大きく影響しています。日光、なかでも紫外線の最大の効能の1つはビタミンDの生成です。ビタミンDは太陽光のビタミンと呼ばれています。これは紫外線が肌に当たると体内でつくられるためです。私たちが日光を恐れていることで、米国人の最大70%がビタミンD不足と推定されます。ビタミンDは健康に多くの面で影響を及ぼしているため、これは深刻です。

ビタミンDはカルシウムの吸収にも不可欠で、骨の適切な成長と発達に必要なことが知られています。ビタミンDが不足すると、骨は細くやわらかくなります。子供がビタミンD不足になると、くる病になってしまいます。

大人の場合、この症状は骨軟化症と呼ばれます。現代社会で骨軟化症や腰痛が増えているのは、ビタミンD不足に対する警告なのかもしれません。ここ数年、医学的な研究によって、がんや心臓病、高血圧といった疾患もビタミンD不足と関係していることが明らかになっています。

ビタミンD不足はまた、インスリンとも関係しており、子供の1型糖尿病発症の主要因子です。インスリン抵抗性が進むことで、2型糖尿病の因子になる可能性もあります。インスリン抵抗性、高血圧、慢性的な炎症は、すべて心臓病の要因ともなり、いずれもビタミンD不

ビタミンD不足が関係している疾患や症状

がん	関節炎
心臓病	筋肉痛
高血圧	腰痛
多発性硬化症	炎症性大腸炎
糖尿病	乾癬
骨軟化症	免疫系疾患

足によって起こる恐れがあります。コレステロール値を測定したり、コレステロールを低下させる薬を摂取したりするよりも、太陽を定期的に適量浴びる方が、心臓病の予防効果は高いと私は思っています。日光にはお金がかからないのもよい点です。

ビタミンDが含まれる食品は、卵、魚、肉などです。ビタミンDは太陽光を浴びている動物の脂肪に蓄えられています。しかし、脂肪の多い魚、肝油、ラード以外の食品では、ビタミンD含有量は少なく、食事だけで十分な量を摂取するのは難しいでしょう。日光が不可欠です。

日光を浴びるのに最適な時間は、午前10時から午後4時で、これはビタミンDの生成を促す紫外線が強い時間帯です。この前後では、紫外線が当たる量は大幅に減少します。早朝と夕方は、地上に届く紫外線が少ないため、基本的にビタミンDは生成されません。

同様に、冬は太陽の高度が低く、地上には紫外線がほとんど届きません。緯度35度以下の地域では、太陽でビタミンDの生成を1年中行うことができます。しかし、緯度35度以上の地域では、冬季の太陽の高度が低いため、紫外線の大半は大気に吸収され、肌のビタミンD生成量は減少するか、まったく生成されません。

例えば、ボストン(北緯42度)、カナダのエドモントン(同52度)、フィンランドのヘルシンキ(同61度)に住んでいる場合、それぞれ4カ月間、5カ月間、6カ月間、肌は十分なビタミンDを生成できません。

一般的に、1日につき日光を15～20分、顔や腕に浴びることが推奨されています。これでビタミンDの1日当たり推奨量（RDA）【注：米国における推奨量】、200～400IU（アイユー）【注：ビタミンの単位】を生成します。くる病の予防には十分ですが、ビタミンD不足と関連したその他多くの症状の予防には足りません。研究者は、1日に最低1000から2000IUを摂取するよう勧めています。

1日に1000～2000IUを摂取するには、できるだけ肌を露出して、太陽を30～60分以上浴びる必要があります。必要な時間は1日の中の時間帯、季節、緯度や天気によって変わります。最もよいのはお昼前後です。夏より冬の方が長い時間必要です。標高が高いほど太陽の熱は強まり、紫外線を浴びる量が増えます。

雲は紫外線を遮断するので、屋外で太陽光を直接浴びる必要があります。屋内の日当たりのよい場所に座っていても、効果はありません。ビタミンDの生成に不可欠な紫外線は、ガラスを通る際に遮断されてしまいます。

太陽から得られるビタミンDを、食べ物やサプリメントで補うことは可能です。肝油はビタミンDを豊富に得られるものの1つですが、ビタミンAも大量に含まれているため、ビタミンDの必要量をすべて肝油からとらない方がよいでしょう。ビタミンAの過剰な摂取は、有害になることがあります。ビタミンＤのとり過ぎもやはり有害になり得るので、どの程度サプリメントで摂取するのか注意しましょう。

太陽によって、ビタミンＤを多く生成し過ぎることはありません。日光浴をする人は、20～30分以内で必要量をすべて得られます。体には自己調整システムがあり、ビタミンＤの生成量は２０００IUで制限されます。これは、体の１日の必要量を大きく上回りますが、余分なビタミンＤは雨の日のために貯蔵されます。

夏は全身に日光を浴びれば、１～2時間でこの量を得られます。冬はどれほど長く日光を浴びても、１日の必要量はつくれないでしょう。色が黒い人はビタミンＤの生成量が少なく、色白の人が30分でつくる量を得るには、日光を3～4時間浴びる必要があります。日光を浴び過ぎても、日焼けしたり、肌が極端に赤くならなければ害はありません。日焼けは皮膚を損傷し、がんにもつながるので過剰な日光浴は避けましょう。

一部の研究によれば、日焼け止めに含まれる化学物質ががんを誘発する可能性があるため、効果があるというよりも、むしろ害になる恐れがあります。日焼け止めより、ココナッツオイルを利用すべきです。肌につければ、日焼けやがんから守ってくれます。過剰な日焼けによって生じる可能性のある損傷から、肌を守ってくれます。

摂取する脂質にも注意しましょう。多価不飽和脂肪酸は、日光で簡単に酸化されて、フリーラジカルの反応を起こします。多価不飽和脂肪酸をたくさん食べる人は、日焼けしたり皮膚がんになりやすいのです。また、多価不飽和脂肪酸と一価不飽和脂肪酸は、ともにビタミンDとビタミンD結合タンパク質の結合を減らすため、体が利用できる量は減少します。大豆油やキャノーラ油などの不飽和脂肪酸は、実際にはビタミンD不足を助長します。ココナッツオイルに含まれる飽和脂肪酸にこうした作用はありません。

pHバランス

健康を維持するためには、体液のpHバランスを維持することが大切です。体液の大半はpHがほぼ中性で、血液はややアルカリ性です。胃液は例外で、強酸性を有していますが、適切な消化にとって必要です。胃液の酸性度がわずかでも足りないと、特定の食べ物を体は消化、吸収できません。同様に、血液のpHが少しでも変化すると、体のすべての機能が影響を受ける可能性があり、これが疾患につながる恐れがあります。

食べ物には、体を酸性化するものとアルカリ化するものがあり、中性のものも少しあります。体のpHバランス、健康状態は、摂取する食べ物の種類に大きく左右されます。

食べ物が体内で完全に消化されると、カスが残ります。このカスが体のpHバランスに作用します。硫黄、塩化物、窒素、リンなどの酸性のミネラルを大量に含む食べ物には、酸性化の作用があり、ナトリウム、カルシウム、カリウム、マグネシウムなどのアルカリ性のミネラルを大量に含む食べ物は、アルカリ化の作用があります。レモンやトマトなどは、味は酸っぱいですが、体をアルカリ化します。これはレモンやトマトがアルカリ性のミネラルを含む食べ物だからです。

大抵の新鮮な果物や野菜には、アルカリ化の作用があります。高タンパク質の食べ物、特に肉には酸性化作用があります。インスタント食品も一般的に酸性化作用があり、これは加工によってアルカリ性のミネラルが取り除かれ、酸性化物質が添加されることが多いためです。したがって、生鮮食品が少なく、肉やジャンクフードの割合が高い食事は、体を酸性化します。体が極端に酸性化すると、体内環境はがん、関節炎、慢性疲労などを起こしやすくなります。多くの医療専門家は、過去１００年でこれらの健康問題の発生が増加した主要因は、極端に酸性に偏った食事にあると考えています。

ココナッツは、アルカリ性食品とみなされています。クルミ、アーモンド、ヘーゼルナッツ、ピーナッツなどのナッツ類も、体をアルカリ化します。一般的に油脂が代謝された後に残るカスは、酸性でもアルカリ性でもありません。しかし、pHには影響を与えます。多価不飽和脂肪酸は非常に不安定で、簡単に酸化されます。そのため、体の抗酸化物質の蓄えを使い尽くして、たくさんのフリーラジカルを生み出します。これは多くの研究で実証されています。フリーラジカルは、体内の酸性化を促すため、多価不飽和脂肪酸は総じて酸性化作用があります。

オリーブオイルなどに多く含まれる一価不飽和脂肪酸は、多価不飽和脂肪酸と比べて酸化やフリーラジカル発生の影響を受けにくく、pHに対する影響はかなり中性です。

ココナッツオイルは非常に安定していて抗酸化力が強いため、フリーラジカルの発生から体を守るのに役立ちます。他の油脂の酸化を防ぎ、その酸性化作用も低下させます。さらにココナッツオイルは、アルカリ性のミネラルであるカルシウムとマグネシウムの吸収性を高めます。したがって、ココナッツオイルには、体をアルカリ化する作用があります。

「疼痛」

バージンココナッツオイルが骨盤の滑液包炎《かつえきほうえん》に効くとはまったく思ってもいませんでしたが、1週間経たないうちに痛みはとても軽減しました。痛みが強かったので、4～5時間ごとに鎮痛剤を4錠飲んでいました。夜は体を横向きにしなければ寝られず、痛みがありました。痛みが少しでも緩和して寝られるように、あんかを使わざるを得ませんでした。現在は薬もあんかも使っていません。――ゲリー

1年半前に腰の椎間板が変性していると診断されました。とても痛みがひどく、仕事から帰ってくると毎晩あんかの上に横になる必要があり、座ったり横になるのが大変でした。理学療法士には治せませんでした。痛み止めは役に立ちましたが、主治医が新しい処方箋を出してくれず、手術が最後の手段でした。しかし、ココナッツオイルを約1カ月前から使い始めてから、痛みは治まってきて、いまでは痛みはほとんどありません。――ロックス

数カ月間、片方の膝が腫れて、少し痛みがありました。ココナッツオイルを毎日小さじ2杯摂取し始め、膝にも塗り込んでみると、ここ2、3日は痛みはなく、腫れていません。――クリス

強壮剤としてのココナッツオイル

ココナッツオイルは、多くの健康問題の根本的な原因を解決します。根本の原因を取り除けば、それに伴うすべての症状も消えます。人々が苦痛を訴えている健康問題の大半は、基礎疾患の症状にすぎません。例えば、甲状腺機能の低下は、慢性疲労から月経前症候群まで、多くの幅広い症状に関わっています。同様に、消化器疾患、抗酸化物質の状態、毒素の蓄積、ビタミンDの欠乏やpHバランスは、すべて健康に影響を及ぼす可能性があり、たくさんの疾患の根本的な原因かもしれません。

ココナッツオイルには、体の機能を正常化する独特の力があるようです。太り過ぎの人であれば、余分な体脂肪を落とすのに役立つでしょう。やせ過ぎの人には、体重を増やす助けになります。ココナッツオイルは代謝を上げるため、夜遅くに食べると元気になって眠れなくなるかもしれませんが、不眠症に悩んでいる人は、ココナッツオイルを使ってよく眠れるようになったと報告しています。

甲状腺の機能も改善します。甲状腺機能低下症の人は、代謝が上がります。けれども、甲状腺が過活動の場合、甲状腺の活動は高まりません。ホルモン系が極端に振れることなく、適切なバランス状態となります。高齢者の場合は、時計の針が巻き戻ったように若返った気分になります。更年期障害が解消し、体の機能が活性化します。

このように、ココナッツオイルは真の健康強壮剤と呼べるでしょう。健康状態、抱えている健康問題にかかわらず、ココナッツオイルはあなたの役に立つ可能性があります。何世代にもわたって伝統的な医療で使われた成果があり、ココヤシが「命の木」と尊敬されているのも当然でしょう。これらの理由から、多くの人がココナッツオイルは地球上で最も健康なオイルと考えています。

［ホルモンバランス］

ココナッツオイルを摂取し始めて2カ月、生理で痛みがなくなりました。いつもは、前日ぐらいから疲れて、不機嫌で怒りっぽくなりますが、今回はそのような症状はありませんでした。普段は生理が始まると、トラックにはねられたような痛みがあって、腰がとても痛みますが、今回は痛みがなく、疲労感があっただけでした。生理がこれほど軽かったことはありません。――マーサバージンココナッツオイルを使うようになって2週間、月経前症候群がありません。これはすばらしいことで、まったく何も感じません。一晩中寝られて、肌の状態も改善して元気になりました。さらに体重も減り、ウエストが細くなって、2〜3週間前にはけなかったパンツが、現在は楽にはけています。——テレサ

［線維筋痛症］

過去15年間、線維筋痛症の強い痛みがありました。バージンココナッツオイルを使うようになって2カ月経ち、いまは痛みがまったくありません。さらにとても元気になり、肌の状態もよくなりました。——ダネ

線維筋痛症に唯一効果があったのが、バージンココナッツオイルです。なんらかの痛みがある人、単に免疫系を強くしようとしたい人にも効果があるので、みんなにお勧めします。1日大さじ3杯飲み始めて、よい成果が出ています。——アイリーン

4

ココナッツオイル裁判

ココナッツオイルについて、いままでは多くの医師や一般の人が「よい油」で、心臓病の原因ではないと言っています。しかし過去30年間、ココナッツオイルは動脈を詰まらせる油として不当な批判を受けてきました。依然としてマスコミの大半を含む、たくさんの人がやみくもに批判しています。その結果、ココナッツオイルはよいのか悪いのか、混乱が生じています。ここで混乱を解消して、事実を明らかにしたいと思います。

もしあなたが殺人罪で告訴されたとしても、公正な裁判が受けられるはずです。検察と弁護士がお互いに証拠を提出します。公正な裁判官は、証拠についての説明を聞いた後、有罪か無罪を判断します。これが物事の真実を判断するやり方です。もし被告側は弁護士をつけられず、検察側のみが証拠を挙げて意見を主張できたなら、裁判は一方的で、あなたは有罪になり刑罰を受けるでしょう。生涯にわたり殺人者というレッテルを貼られます。このような裁判は不公正で、真実は決して明らかにされません。

ココナッツオイルはこうした判決の犠牲者になってきました。被害者に心臓病を起こして殺した罪で告発されてきました。これまでココナッツオイルは公正な審判を受けられず、検察側のみが意見を述べていました。いまこそ原告が声を上げるときです。

本章では、裁判所でココナッツオイルが心臓病の病因として告訴され、係争中という状況として見ていきます。ココナッツオイルに対する告訴を検証するには、反論できない、あるいは抗しがたい事実によって、裁判官を説得できなければなりません。被告人は常に、疑わしきは罰せず、であることは覚えておいてください。この事例では、あなたが陪審員です。

この裁判では、検察側がまず証拠を提出して、被告側がそれに反論します。偏見や知識がない人たちの、根拠のない主張や意見を避けるために、公表された研究、信頼できる証人の証言のみを証拠として採用します。最終的に、両者からすべての証拠が提出された後、判決が下されます。

飽和脂肪酸とコレステロール

〔検察官〕
ココナッツオイルの脂肪酸の92%は飽和脂肪酸です。すべての食用油中、飽和脂肪酸の割合が最も高くなっています。飽和脂肪酸はコレステロール値を上昇させることが明らかになっており、コレステロールは心臓病のリスクファクターとして広く認められています。したがって、ココナッツオイルは心臓病のリスクを高めます。

〔弁護士〕

一部の飽和脂肪酸が、血中のコレステロール値を上げるのは事実ですが、天然のココナッツオイルを通常の食事で使った場合、コレステロールに悪影響はありません。このことは、これまでに実施された複数の研究で報告されてきました。古くは1959年に、ハシムらが脂質異常症（高脂血症）の男性の食事に、1日のカロリー摂取量の最大21％までココナッツオイルを加えても、コレステロール値は上昇せず、むしろ平均29％低下させたことを明らかにしました(Hashim, 1959)。

被験者のカロリー摂取量の21％がココナッツオイルという点は重要です。米国心臓協会では、脂肪の総摂取量をカロリーの30％に制限し、飽和脂肪酸は10％にすべきとしています。けれども、被験者は飽和脂肪酸の割合が高いココナッツオイルがカロリーの21％を占める食事をしても、コレステロール値は低下しました。

ビアレンバウムらも同様の結果を得ました。心臓病の病歴がある男性100人の追跡調査を5年間行い、調査期間中の脂肪摂取量は、カロリー全体の28％に制限されました。被験者は2つの実験グループと、対照グループとに分けられました。実験グループが摂取した脂肪の半分（14％）は、1グループはコーン油と紅花油、もう一方のグループはココナッツオイルとピーナッツ油でした。5年後、実験グループはともにコレステロール値が調査開始前より低下して、対照グループの値を下回りました(Bierenbaum, 1967)。

プライヤーらは、ポリネシア諸島の2つの島の住民のコレステロール値を測定しました。ココナッツの摂取量が多いことがこの2つの島を選んだ理由で、ココナッツオイルは1日当たり摂取カロリーの最大半分を占めていました。食事にココナッツオイルがこれほど大量に含まれていても、コレステロール値は上昇していませんでした(Prior, 1981)。

このように多くの研究は、天然のココナッツオイルを食事の一部として食べても、コレステロール値に悪影響がないことを明らかにしています。

動物実験

〔検察官〕

ココナッツオイルがコレステロール値を上昇させるという研究もあります。ウサギ、鶏などの動物実験で、研究者はココナッツオイルを使って、脂質異常症を誘発しています。

〔弁護士〕

多くの動物実験が、ココナッツオイルをエサにしてコレステロール値が上昇したことを示しています。しかし、こうした研究には問題がいくつかあります。

大半の研究では、実験動物は自然なエサではなく実験用の飼料が与えられています。こうした飼料には脂質、タンパク質、糖質、食物繊維などが配合されています。脂質や糖質といった成分がエサの大きな割合を占めている場合もあり、動物が自然界で食べる量をはるかに上回っています。

動物に人工のエサを与え始めると、何が起こっても不思議ではなく、また実験結果が現実の世界で起こっていることを確実に反映しているわけではありません。

もう1つの問題として、動物実験はヒトの生理学の例として必ずしも当てはまりません。研究室で実験用のエサを食べている動物に起こることが、自然な食事を食べているヒトに起こるとは言えません。動物が食物を消化して代謝する方法はヒトとは違います。草食性のウサギに肉製品、コレステロール、飽和脂肪酸を与えた場合の反応が、雑食性のヒトと同じだとは言えません。

例えば、ヒトの場合は、n－3系（オメガ3系）脂肪酸が豊富な魚油は、心臓病の予防になると考えられています。しかし、マウスを使ったある研究では、魚油はココナッツオイルよりコレステロール値を上昇させています。この結果を、ヒトに当てはめると、魚油はココナッツオイルより心臓病を誘発するということになります。マウスに脂質異常症を誘発したければ魚油を与えればよいですが、それは魚油がヒトに脂質異常症や心臓病を発症させるということでしょうか。必ずしもそうではありません。したがって、ココナッツオイルがウサギや鶏のコレステロール値を上昇させる可能性があるからといって、ヒトの場合も同じとは言えません。

多くの動物実験における別の問題は、実験に使われるココナッツオイルが天然ではなく水素添加されたココナッツオイルだという点です。水素添加ココナッツオイルを使って得られる結果は、無添加で天然成分だけのココナッツオイルから得られる反応とは違います。

ヒトを対象とした研究

〔検察官〕

ヒトを被験者とした多くの研究でも、ココナッツオイルのコレステロール値の上昇作用が実証されています。アーレンズは、１９５７年にココナッツオイルがコレステロール値に与える影響をまとめました。南アフリカの原住民を対象とした研究で、いくつかの油のコレステロール値への影響を比較したところ、ココナッツオイルがコレステロール値を上昇させたのに対し、コーン油は低下させたことが明らかになりました（Ahrens, 1957）。これがココナッツオイルに警鐘を鳴らす初の研究となり、その後の多くの研究がアーレンズの研究結果を裏付けています。

〔弁護士〕

アーレンズの研究には重大な不備があります。その不備は他の研究でも繰り返されました。問題は、アーレンズが天然のココナッツオイルを使わず、水素添加されたココナッツオイルを利用したという点です。被験者は、水素添加されたココナッツオイルを毎日、カップ半分食べました。コレステロール値が上昇したのも当然です。水素添加された植物性の油脂は、大豆油やコーン油も含め、すべてコレステロール値を上昇させます。したがって、こうした研究は水素添加されていない天然のココナッツオイルが心臓病の原因になることを証明していません。

水素添加は、不飽和脂肪酸を飽和脂肪酸に転換します。水素添加によって、植物性油脂における飽和度は上昇します。この過程で問題なのは、植物性油脂(ココナッツオイルを含む)

が水素添加されると、脂肪酸の多くがトランス脂肪酸に変わることです。このような人工的な脂肪酸は、体にとって異物で、あらゆる健康障害を引き起こします。水素添加された植物性油脂には、すべてトランス脂肪酸が含まれています。数多くの研究によって、原料が何であれ水素添加油には心臓病のリスクがあることがわかっています。

デルースらは、ココナッツオイルと非常に似たパーム核油を摂取すると、水素添加された大豆油と比べて、心臓病のリスクが低下することを明らかにしました（de Roos, 2001）。デルースは、水素添加油の安全な代替品として、熱帯産の植物油を推奨しています。

アテローム性動脈硬化症

〔検察官〕

アーレンズらはココナッツオイルをヒトと動物の両方に与えた研究で、コレステロール値が上昇しただけでなく、アテローム性動脈硬化症を発症したことを発見しました。こうした研究は、ココナッツが脂質異常症とアテロームを発生させ、心臓病の原因になることを証明しています。

〔弁護士〕

繰り返しになりますが、それらの研究は、すべて天然ではなく水素添加されたココナッツオイルを使っているため、信頼できません。ココナッツオイルに関する初期の研究で見られる問題は、実験動物に必須脂肪酸をまったく含んでいないエサを与えていることです。その結果、動物は必須脂肪酸の欠乏によって重度の疾患にかかり、そのような状態がココナッツオイルによって引き起こされたと誤解してしまいました。

ココナッツオイルの必須脂肪酸の含有量は2・5%と少なく、水素添加されると、必須脂肪酸はすべてなくなります。実験動物は必須脂肪酸がまったくないエサを一定期間与えられると、病気になります。水素添加油が食事の唯一の脂肪源となった場合、必須脂肪酸の欠乏を引き起こす可能性があります。必須脂肪酸の欠乏は、水素添加油に含まれるトランス脂肪酸以上に動脈を大きく損傷します。

必須脂肪酸の欠乏によって起こる疾患や症状は、ココナッツオイルとはまったく関係がありません。モーリンは研究によってこのことを実証しています。研究ではマウスの1グループに必須脂肪酸が不足したエサを与え、もう一方には十分含まれるエサを与えました。16週間が経過した後、両グループに水素添加されたココナッツオイルが唯一の脂肪源である同じエサを与えました。必須脂肪酸が不足したエサを与えられたマウスは、すべてアテローム性動脈硬化症を発症しました。しかし、最初に必須脂肪酸が十分含まれるエサを与えられたマウスは、水素添加されたココナッツオイルを食べても、アテローム性動脈硬化症をまったく発症しませんでした（Morin, 1964）。もしココナッツオイルがアテローム性動脈硬化症の原因であれば、どちらのグループにも発生したはずです。

犬を使った別の研究では、第1グループに水素添加されたココナッツオイルを体重の16％、コレステロールを5％加えたエサを与えました。犬はすべて重度のアテローム性動脈硬化症を発症しました。第2グループの犬には、4％分の水素添加されたココナッツオイルの代わりに、同量の紅花油を加えました。これが必須脂肪酸の供給源になり、第2グループの犬は、アテローム性動脈硬化症を発症しませんでした。このことから、ココナッツオイルが第1グループの犬のアテローム性動脈硬化症の発症要因ではなく、必須脂肪酸の欠乏が原因だと考えられました。

コレステロールの研究では、水素添加されたココナッツオイルが何年も利用されたために、天然のココナッツオイルが不当な評価を受けるようになりました。現在でも水素添加されたココナッツオイルは、多くの研究で使われており、未だに疑念や混乱が生じています。大半の研究者は意図的に使っています。水素添加されたココナッツオイルを使う必要はなく、同じように問題を起こす水素添加された大豆油や紅花油を使えばよいのです。ココナッツオイルが望ましいとされているのは、実験食と混ぜやすいためです。

水素添加されたココナッツオイルと、天然のココナッツオイルどちらを利用したのかが、明らかにされていない研究がよくあります。こうした手落ちは、違いに意味があることを研究者が知らなかった昔の方が問題でした。古い研究で区別されていない場合は、おそらく水素添加されたココナッツオイルが使われたのでしょう。報告書にどちらを使ったか明記している場合でも、要旨には記載されていないことが多くあります。どちらを使ったかを知るためには、報告書全体を読まなければなりません。

●加工オイル

〔検察官〕

水素添加された植物性の油脂を使っていない研究も、ココナッツオイルはコレステロール値の上昇作用があると示唆しています。飽和脂肪酸は、コレステロール値の上昇作用を持っています。したがって、成分の大半を飽和脂肪酸が占めるココナッツオイルはコレステロール値を上昇させます。テキサス・サザンウェスト大学の研究者が、ＭＣＴオイルを被験者に与えたところ、ＬＤＬコレステロール値が上昇しました（Carter, 1997）。ＭＣＴオイルはココナッツオイル由来の2つの中鎖脂肪酸、カプリン酸とカプリル酸のみで構成されています。中鎖脂肪酸がコレステロール値に悪影響を与えないことを示した従来の研究とは異なり、この研究では悪影響を与えたと結論づけています。

〔弁護士〕

1つや2つの脂肪酸のみの評価に基づいて、ココナッツオイルにコレステロール値を上昇させる作用があるとは言えません。水素添加された植物性の油脂と同様、ＭＣＴオイルも天然のココナッツオイルとは違います。ＭＣＴオイルは、ココナッツオイルの一部の脂肪酸を分離させてつくったオイルです。人工的なオイルで、カプリル酸とカプリン酸しか含まれていません。天然のココナッツオイルには、最低11の脂肪酸が含まれています。この大半は中鎖脂肪酸ですが、短鎖・長鎖脂肪酸も含まれ、オレイン酸（一価不飽和脂肪酸）とリノール酸（多価不飽和脂肪酸）も含んでいます。ＭＣＴオイルが実験食で唯一の食用油として使われると、水素添加されたココナッツオイルと同様、好ましくない影響が出る可能性があります。

検察がいま挙げた研究の被験者には、慎重に調理された低脂肪食が与えられました。調査期間は3週間で、低脂肪食に含まれていた唯一の脂肪源は、MCTオイルでした。MCTオイルは水素添加油と同様、必須脂肪酸がまったくありません。したがって、LDLコレステロール値の上昇という結果は、予想通りです。食事に必須脂肪酸が不足しており、悪影響が出たのです。

この研究結果は、必須脂肪酸の欠乏を防ぐように計画された他の研究とは対照的です。カラブレーゼらは、必須脂肪酸が十分含まれている通常の食事にMCTオイルを加えると、血中コレステロールに好影響を与えることを報告しています（Calabrese, 1999）。またボークらは、中鎖脂肪酸が脂質の最大50％を占める食事が、心血管疾患のリスクを低下させたことを研究で示しています(Bourque, 2003)。

●コレステロール値の上昇作用

〔検察官〕

ココナッツオイルは、他のどの植物油よりも、血中コレステロールに悪影響を与えます。天然のココナッツオイルでさえ、他のオイルと比べるとコレステロール上昇作用があります。

〔弁護士〕

コレステロールに関する多くの研究では、天然のココナッツオイルと他の植物油を比較しています。研究者は、結果を説明する際に誤解や混乱を生む表現を用いることがあります。また、食用油のラベルには、「コレステロール値を上げる」または「コレステロール値を下げる」と書かれていることがあります。

ココナッツオイルは多価不飽和脂肪酸と比較した場合、「コレステロール値を上げる」と説明されることがあります。ここで重要な言葉は「比較」です。どういうことかというと、ココナッツオイルが「コレステロール値を上げる」ことを示しているのではなく、実際には、多価不飽和脂肪酸ほど「コレステロール値を低下させない」ことを示しているのです。

例えば、背の高さが１８０cmの人を見たとき、平均身長を大きく上回っているのでその人は背が高いと思うでしょう。しかし、身長が２m近い人が多いプロバスケットボール選手と比べたら、１８０cmの人は小さくなります。バスケットチームの何人かより背が低いからといって、その人が小さいということにはならず、平均は依然上回っています。

オリーブオイルを例にとってみましょう。オリーブオイルにはコレステロール値を低下させる作用がありますが、紅花油の方が大きな効果があります。つまり、紅花油と比較すると、オリーブオイルはコレステロール値を上げると言えるでしょう。

ココナッツオイルにコレステロール値の上昇作用があるというのは、多価不飽和脂肪酸と比較した場合のみです。コレステロール値を上げる水素添加された植物油と比べると、ココナッツオイルにはコレステロール値を低下させる作用があると言えます。つまり、これは言い方の問題で、一般的にはココナッツオイルはヒトのコレステロール値に、ほとんど影響を与えません。

●コレステロールと心臓病

〔検察官〕

一部の研究では、天然のココナッツオイルが血中の総コレステロール値を上昇させるとしています。ココナッツオイルを被験者のグループに与えて、総コレステロール値が最大17%上昇したという報告があります（Ng, 1991）。ココナッツオイルと似たパーム核油を被験者の食事に加え、コレステロール値上昇の結果を示した研究もあります（Tholstrup, 1994）。これらの研究から、ココナッツオイルの摂取によって、心臓病のリスクも高まります。

〔弁護士〕

ココナッツオイルは総コレステロール値に対して、やや影響を与えるのかもしれません。検察側がいま挙げた研究では、コレステロール値が上昇したようですが、私が先ほど紹介した研究では、低下しています。

研究データを正しく評価すれば、ココナッツオイルとパーム核油にはコレステロール値によい影響を与えることがわかります。総コレステロール値の上昇の理由は、心臓病のリスクを低下させるＨＤＬコレステロール値の増加によるものだからです。

総コレステロール値は、ＨＤＬコレステロール値とＬＤＬコレステロール値の合計です。総コレステロール値の中で、この２つの内訳がわからなければ、心臓病のリスクは本当の意味でわかりません。心臓病のリスクを正確に測定できるのは、コレステロール比（総コレステロール値÷ＨＤＬコレステロール値）です。総コレステロール値が高くても、コレステロール比が低ければ、心臓病のリスクは小さいのです。

ですから、総コレステロール値２４０mg／dL（高いとみなされている）の人は、２００mg／dL（正常とみなされている）の人と比較して、ＨＤＬコレステロール値が高く、コレステロール比が低ければ、心臓病のリスクは小さいのかもしれません。

いま検察側が挙げた１つ目の研究では、コレステロール比が2・51から2・42に、２つ目の研究では3・08から2・69に、それぞれ低下しました。この2つの研究では、確かに被験者の総コレステロール値は上昇しましたが、HDLコレステロール値も上昇してコレステロール比は低下しています。

仮に、ココナッツオイルがコレステロール値を上昇させたとしても、ココナッツオイルが心臓病の原因だと証明しているわけではありません。その理由は、コレステロール値が高くても、必ずしも心臓病にはならないからです。もし、コレステロール値が心臓病の原因であれば、コレステロール値の高い人は、全員が心臓病を発症し、心筋梗塞か脳梗塞で亡くなるでしょう。しかし、そんなことはありません。総コレステロール値が240mg／dL超の多くの人が心臓病の徴候を持たずに、とても元気で健康的な生活を送っています。これに対して、心筋梗塞を起こした人の3分の1は、総コレステロール値が正常かそれ以下です。

医者は心臓病の原因を正確に把握していません。もしわかっていれば、発症しないよう対策がとれるでしょう。しかし、心臓病は米国における死因第1位です。コレステロールに関する知識提供を行っても、低脂肪食やコレステロール降下薬などがあっても、心臓病の発症を止められていません。

コレステロールが心臓病の原因だとする説は、低脂肪食やコレステロール値を下げる食品の売上を上げるために、食品業界や医薬品業界が広めた誤解です。

実際には、コレステロールは心臓病のリスクファクターの1つにすぎません。他にも、喫煙、年齢、血圧、運動不足、糖尿病などのリスクファクターがあります。性別も関係していて、男性の方が心臓病にかかる割合が高いという結果が出ています。だからといって、男性であることが心臓病の原因とはなりません。

いずれのリスクファクターも、心臓病になるリスク、可能性が高いことを示しているだけで、必ず心臓病を引き起こす要因ではありません。コレステロール値は心臓病にほとんど、あるいはまったく影響を与えないものと考えている人も多くいます。総コレステロール値は証拠とはみなせません。

現在、裁判をしているのは、ココナッツオイルがコレステロール値に与える影響ではなく、ココナッツオイルが心臓病の原因かどうかという点は忘れないでください。仮にコレステロール値を上昇させたとしても、心臓病を発症させるので有罪だとは言えません。

これまで提示されてきたココナッツオイルに不利な証拠は、すべてコレステロール値に基づいています。このやり方は、コレステロール値に悪影響を与えることを示す証拠が不十分なため、無益であると証明されています。ココナッツオイルが心臓病の原因と証明できる唯一の方法は、ココナッツオイルを食べた人の動脈が詰まったり、心臓病を発症したりすることが多いかどうかを調べることです。

ココナッツオイルが心臓病の原因であることを示す、真の証拠を検察側に提示してほしいと思います。

●心臓病の死亡率

〔検察官〕

飽和脂肪酸を多く摂取する人は、心臓病による死亡率が高いことが示されています。キーズは、7カ国を対象にした調査で、飽和脂肪酸を多く摂取する人ほど心臓病による死亡率が高いことを明らかにしました(Keys, 1970)。

〔弁護士〕

ココナッツオイルと他の飽和脂肪酸が多く含まれている油脂は、同じとみなすことはできません。日々の食事の一部としてココナッツオイルを食べる人は、心臓病の発症率が低いことが明らかになっています。例えばフィリピンでは、ココナッツとココナッツオイルが食事の定番になっていますが、フィリピンは心臓病による死亡率が低い国の1つで、先進国で平均寿命が最も長い日本も下回っています。フィリピンのビコール地方は、同国でココナッツオイルの消費量が最も多いにもかかわらず、心臓病の発症率は最低です(Kaunitz, 1992)。
ココナッツオイルが伝統的に食用油の中心を占めているスリランカでは、心臓病による死亡率は10万人中わずか1人です。同じような状況は、タイ、インドネシア、フィジーなど、世界中のココナッツオイル消費地域で見られます。これらのデータは、ココナッツオイルの消費が心臓病の原因にならないことをはっきり示しています。
検察が言うように、ココナッツオイルが心臓病の原因であるなら、ココナッツを大量に摂取しているすべての集団の心臓病による死亡率が高いはずです。そうした集団がいるならば、検察に明らかにしてほしいと思います。

〔検察官〕
心臓病は世界中で増加しています。ココナッツの産地でさえそうです。

〔弁護士〕
その理由は、ココナッツオイルが心臓病の原因という誤った考えによって、世界全体で摂取量が減少傾向にあるためです。精製植物油や水素添加油の摂取量は増加しています。フィリピンなどで心臓病発症率は上昇していますが、これは精製植物油を含む輸入食品を大量に食べている都市部の生活者の影響が見られます。全体としては、フィリピンの心臓病による死亡率は、米国や大半の欧州を依然大きく下回っています。ココナッツオイルを食べている限り、心臓病の発症率は比較的低い状態で推移するでしょう。

専門家による証言

〔裁判官〕
検察側がさらに提示したい証拠はありますか？

〔検察官〕
ココナッツオイルが心臓病の原因であると証言できる医療専門家、医者や科学者は数多くいます。こうした専門家は、心臓によい食事の一部として、多価不飽和脂肪酸を多く含む植物油を摂取して、飽和脂肪酸、なかでもココナッツオイルは避けるよう推奨しています。

〔弁護士〕
検察側の証人の問題は、脂質や生化学の専門家ではなく、天然のココナッツオイルに関して十分な知識がないことです。彼らの意見は、水素添加されたココナッツオイルを使った不備のある調査の影響を受けています。大方の医師は、中鎖脂肪酸についてほとんど知識がありません。飽和脂肪酸には何種類もあるということさえ知らないでしょう。医師は、食事や栄養の教育を医学部でほとんど受けていないため、この分野の専門家ではありません。以上のような理由から、医療専門家の大多数は、ココナッツオイルの健康面に関する専門家の証人としての資格がありません。

〔裁判官〕
弁護側がさらに提示したい証拠はありますか？

〔弁護士〕
はい。ヒトを対象とした研究で、天然のココナッツオイルを使用した経験がある専門家、脂質の研究者や医師に証言してもらいたいと思います。彼らは、自然な食事の一部としてのココナッツオイルの効果を調査しています。

初期の動物実験では、動物が必須脂肪酸を欠乏しているため、あまり価値がありません。脂質の混合物を与えていれば、そのようなことは避けられました。脂肪酸の相互作用は、単独で添加した場合とは違う可能性があるためです。さまざまな脂質を混合させた食べ物の一部として、ココナッツオイルを使ったいくつかの研究では、コレステロール値の上昇反応はみられませんでした。ココナッツオイルの効果は、これまでの歴史で正確には伝えられていません。――ジョージ・L・ブラックバーン(医師・博士)、エドワード・A・マシオリ(医師)、マリリン・コワルチェック(栄養士)、ヴィーガン・K・ババヤン(博士)、ブルース・R・ビストリアン(医師・博士)[ハーバード大学医学部研究チーム]

私たちの研究によれば、ココナッツオイルが脂質異常症、心臓病の罹患につながることはありません。――ハンス・カウニッツ(医師・コロンビア大学内科医学・外科医学・病理学教授)

ヒトを対象とした研究で、ココナッツオイルの摂取量が多いことがコレステロール値の上昇やアテロームの発生に影響すると明らかにしたデータはありません。ココナッツオイルによって心臓病に罹患したことを示す証拠はなく、実際にはココナッツオイルを摂取していない人よりココナッツオイルを摂取している人の方が、心臓病の発症率は低いようです。ココナッツオイルがHDLコレステロール値を高め、コレステロール比を望ましい水準にすることは確かです。——コンラッド・S・デイリット（医師・フィリピン大学医学部名誉教授）

動物性食品や乳製品に含まれる長鎖脂肪酸は、肝臓のコレステロールに影響しますが、ココナッツオイルは肝臓のコレステロール量を上昇あるいは低下させません。

——D・P・アチュコラーレ（医師）

ココナッツは、世界のさまざまな地域で食事に使われています。ココナッツを使うほとんどの地域は、冠動脈疾患がめったに発症しない発展途上国です。——イアン・A・プライヤー（医師）

ココナッツオイルを食事に組み込むと、HDLコレステロール値が上昇します。HDLコレステロール値は高水準であるべきなのに対し、LDLコレステロール値は低水準とすべきです。そのため、ココナッツオイルを調理で利用するのは好ましいことです。——ラスロ・I・ベレニエシ(医師)

〔検察官〕
弁護側の証人は医療資格を有し、脂質や生化学、ココナッツオイルと関連した研究で実績があることから、これ以上質問はありません。

最終弁論

〔検察官〕
大半の医療専門家は、飽和脂肪酸がコレステロール値を上昇させて、アテローム性動脈硬化症、心臓病を誘発するという意見です。食用油の中でココナッツオイルは飽和脂肪酸の含有量が最も多く、したがって、コレステロール値に悪影響を与えるでしょう。コレステロールは心臓病のリスクファクターとして知られているため、ココナッツオイルの摂取は、心臓病の原因ではないとしても、発症を促すでしょう。

〔弁護士〕

検察側はいま、ココナッツオイルが心臓病の原因だと大抵の人が誤って信じている、典型的な理由を挙げました。ココナッツオイルには飽和脂肪酸が大量に含まれていますが、その大半は中鎖脂肪酸です。中鎖脂肪酸は他の飽和脂肪酸のように、リポタンパク質に組み込まれたり、全身の血管を循環したりしません。したがって、アテローム性動脈硬化症を引き起こしません。

ココナッツオイルに汚名を着せた過去の研究には、不備もしくは誤解がありました。動物の代謝は、ヒトとは違うことが多いため、動物実験は信頼できません。検察が挙げた動物とヒトの研究は、いずれも水素添加されたココナッツオイルを使っているため、信頼できません。トランス脂肪酸がコレステロール値を上昇させるからです。心臓病の誘発という点では、水素添加された植物性油脂は飽和脂肪酸より大きな脅威があると認識されています。

水素添加あるいは成分の一部を分離させたココナッツオイルが唯一の脂肪源である食事は、脂質異常症やアテローム性動脈硬化症を引き起こす必須脂肪酸の欠乏につながります。ココナッツオイルは、他の植物油ほどコレステロール値を下げないため、「コレステロール値の上昇作用」というようにラベルに書かれていることがあります。これは、必ずしも本当にコレステロール値の上昇作用があるということではなく、単に他の植物油と比較した場合の話です。

仮に、ココナッツオイルによってコレステロール値が上昇したとしても、心臓病の原因と実証されたわけではありません。ココナッツオイルはＨＤＬコレステロール値を上昇させ、コレステロール比を下げるため、心臓病のリスクは低下します。

天然のココナッツオイルを食事に取り入れているヒトを対象にした研究では、コレステロール値への悪影響は確認されていません。ココナッツオイルを日常の食事で大量に食べている集団は、心臓病の発症率が低いのです。

ココナッツオイルが、心臓病を発症させるという十分な証拠はあるでしょうか？　検察側が提出した証拠から判断すると、ありません。検察側が証拠として用いた研究は、すべて不備があるか、誤って解釈されたものです。検察は、ココナッツオイルを日常の食生活で摂取し、心臓病の発症率が高い集団を、世界で1つも見つけられませんでした。以上の点をすべて考慮すると、ココナッツオイルの摂取が心臓病の原因だとする真の証拠は、まったくありません。

判決

〔裁判官〕

ココナッツオイルに不利な証拠を見てきました。陪審員であるあなたは、ココナッツオイルが心臓病の原因として、有罪か無罪かを判断しなければなりません。裁判では常に、「疑わしきは罰せず」であるということを覚えておいてください。ココナッツオイルが有罪という十分な証拠はあったでしょうか。提出されたこれまでの証拠は、ココナッツオイルが動脈を詰まらせる恐ろしい油であると、有罪判決を下すための根拠にはならないことは明らかです。次の章で説明するように、ココナッツオイルは心臓病の原因として無実であるどころか、実際には心臓病から私たちを守っているのです。

5

心臓を守る
ココナッツオイル

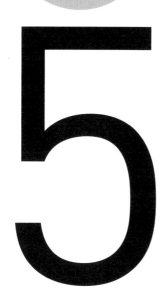

●心血管疾患

心血管疾患は、心臓や血管のあらゆる疾患を指します。なかでもアテローム性動脈硬化症は、高血圧、心筋梗塞や脳卒中の原因となります。大半の心血管疾患は予防できますが、残念なことに、病気に気づく段階まで進行している場合、手遅れなことがあります。疾患の予防が大切です。

心臓病の一つ、心筋梗塞は前兆がまったくないことがあります。心筋梗塞で亡くなる人は多く、世界の死因第1位で、年間死亡者数は720万人です。米国では40秒に1人が心筋梗塞で亡くなっています。心筋梗塞は前触れなしで起こることがありますが、たまたま起こるわけではありません。心筋梗塞につながる症状は、時間をかけてゆっくり積み上がっていきます。心筋梗塞、脳卒中などは、通常、アテローム性動脈硬化症によって生じます。アテローム性動脈硬化症は動脈内にプラークができて発症します。

アテローム性動脈硬化症の原因を尋ねたら、ほとんどの人は、コレステロール値が高いためと答えるでしょう。コレステロールは、動脈を自由に流れてきて、突然どこかに沈着するわけではありません。アテローム性動脈硬化症やプラークの形成に、コレステロールは必ずしも必要ありません。プラークの主要成分は、コレステロールではなくタンパク質です。アテローム性動脈硬化症でも、動脈にコレステロールがほとんどないこともあります。

アテローム性動脈硬化症は、まず動脈壁が傷つくことで発生していきます。傷は高血圧、感染、フリーラジカルなど、さまざまな要因でできる可能性があります。血小板が血管の傷を発見すると、血栓を形成します。傷ついた細胞は、傷を修復するため、動脈壁内の筋細胞の成長を促すタンパク質成長因子を放出します。損傷が消えなかったり、慢性化したりすると、瘢痕《はんこん》組織、血小板、カルシウム、コレステロール、トリグリセリドが複雑に混ざり合ったものが、傷を治すため、そこで固まります。これがプラークと呼ばれる物質です。アテローム性動脈硬化症は動脈を硬くすると言われています。プラークが蓄積すると、動脈内が狭まり、血流が滞ります。

プラークは単に動脈の内側に貼り付くのではなく、内側で成長して、動脈壁の組織内に入り込んでいきます。動脈壁には強い筋層があり、プラークが外側に広がるのを防いでいます。そのためプラークは成長すると、動脈の内側に隆起していき、動脈が徐々に狭まります。

動脈壁から遊離した血栓は、血流に乗って細い血管に入り、そこで引っかかって、また血流を遮断します。プラークによってすでに狭まっている動脈は、血栓で簡単に塞がってしまいます。心臓に血液を送る冠動脈の血流が遮断されると、心筋梗塞が起こります。脳につながっている頸動脈が詰まると、脳卒中が起こります。他の動脈が塞がると、腎疾患や壊疽《えそ》につながることもあります。

太平洋諸島の人々と心臓病

100年前には、心臓病という言葉はほとんど知られていませんでした。しかし、1950年には米国や多くの欧州諸国でも死因の第1位になっていました。疫病のように全世界に広がり、今では世界の死因の第1位です。一方で、太平洋諸島の人々にはこのような脅威はありません。ココナッツを主に使った伝統食を続けている人たちは、心臓病には今でもほとんどかかっていません。

太平の医療専門家は、食事と生活様式によって心臓病が発症すると考えています。したがって、良質な食べ物を食べていれば、心臓病は予防できます。世界的に見て、ココナッツを食べている集団は、心臓病に対して高い免疫力があります。ショーランドは、ココナッツの摂取量が多いポリネシアの住民は、ヨーロッパ人や欧米化した食事を食べている人々よりも、コレステロール値が低く、アテローム性動脈硬化症の発症率が低いことを研究で明らかにしています(Shorland, 1969)。

大西洋の2つの島、プカプカ島とトケラウ諸島で行われた大規模調査があります。この2つの島では、ココナッツが主要な食べ物で、さまざまな形で摂取されていました。2つの島の島民は、摂取カロリーのそれぞれ63%と64%をココナッツが占めていました。食事で摂取するココナッツオイルの量は、1日100gを超えていました。研究者によれば、島民には冠動脈疾患の徴候がまったくなく、さらに西洋社会では一般的な糖尿病、がん、甲状腺機能低下症などの徴候もありませんでした。島民の食事に含まれる飽和脂肪酸の量は多かったものの、コレステロール値は予想をはるかに下回っていました。

パプアニューギニアの人々も、他の島の人々と同様、何世代にもわたってココナッツを食べています。多くの人が信じているように、ココナッツオイルが心臓病に寄与しているのであれば、パプアニューギニアでも心筋梗塞や脳卒中がたくさん発生しているはずですが、心臓病は1964年に初の事例が報告されるまで、まったく知られていませんでした。

しかし、パプアニューギニアの食習慣の欧米化が進むにつれて、ココナッツの摂取量は減少し、心臓病の事例は増加していきました。こうした事例はすべて、食習慣が欧米化した大都市地域に限られています。パプアニューギニアでココナッツを基本とした伝統食を続けていた地方の集団に関する調査では、住民に心臓病の徴候はまったくありませんでした。例えば、203人が参加したある集団調査では、86歳の人を含めて脳卒中、心臓病の人は、まったくいなかったと研究者は報告しています(Lindeberg, 1997)。

スリランカでも、ココナッツが長年にわたって食用油の中心になってきました。1978年の人口1人当たりのココナッツ摂取量は、年間120個相当でした。当時、スリランカは心臓病の発症率が世界で最も低く、心臓病による死亡者は10万人に1人にすぎませんでした。ココナッツをほとんど摂取していない米国では、当時の心臓病による死亡者数は最低でもその280倍ありました。しかし、年を追ってスリランカのココナッツ摂取量が減少傾向をたどると、心臓病の発症率は上昇しました。人口1人当たりココナッツ摂取量は、1952年の132個から、1991年には90個に減少しました。これは都市部に限定されていて、農村部では、引き続きココナッツが主食でした。

インド南部の地域では、ココナッツとココナッツオイルが伝統的に大量に摂取されており、1979年に心臓病を発症した人は、1000人当たり平均2・3人でした。1980年代、心臓病の原因になるとの理由からココナッツオイル利用反対のキャンペーンが行われると、ココナッツオイルの摂取量は減少しました。精製植物油がココナッツオイルに取って代わり、その結果、1993年には心臓病の発症率は3倍に増加していました。

米国心臓病協会のデータから、35カ国の心血管疾患による死亡者を多い順に並べた資料が

国別の心血管疾患による死亡者数

国	死亡者数
ロシア	1802
ハンガリー	1330
ルーマニア	1283
ブルガリア	1250
ポーランド	1136
チェコ	997
アルゼンチン	993
メキシコ	973
コロンビア	957
中国	931
スコットランド	906
デンマーク	874
韓国	840
アイルランド	815
アメリカ	814
ポルトガル	773
ベルギー	758
北アイルランド	743

国	死亡者数
ドイツ	732
フィンランド	729
オランダ	703
英国	702
カナダ	701
ニュージーランド	683
イスラエル	683
フランス	679
ノルウェー	656
オーストリア	653
ギリシャ	646
スペイン	640
イタリア	610
スウェーデン	596
オーストラリア	577
スイス	559
日本	548
フィリピン	120

35～74歳の人口10万人当たり死亡者数

1. 出典：米国心臓協会（フィリピン以外）
2. 出典：Dayrit, C.S. 2003. Coconut oil: atherogenic or not? Philippines Journal of Cardiology 31(3):97-104.

あります。この資料では、心血管疾患の死亡者数が最少の国は、ココナッツを食べていない日本です。ココナッツを大量に摂取している国はこの中にまったくありませんが、例えばフィリピンがこの表に含まれていないのは、米国心臓病協会が利用可能なデータがなかったためです。「Philippines Journal of Cardiology」（フィリピン心臓病ジャーナル）に掲載されたコンラッド・S・デイリット博士の研究では、フィリピンの心血管疾患による死亡者数は10万人当たり120人で、これは日本を下回っています。

心臓病の死亡率は日本の4分の1以下です。フィリピンのビコール地方では、大半の食べ物をココナッツミルクで調理しているため、食事に含まれる脂質の62・5％がココナッツ由来ですが、ビコールの住民はフィリピンの中で心臓病の発症率が最低です。

ニュージーランドの心臓専門医、イアン・プライヤー医師は、「太平洋諸島の人々が欧米食を取り入れ、先祖が食べていた食事から離れていくほど、痛風、糖尿病、アテローム性動脈硬化症、肥満、高血圧になっていく」と話しています。

欧米の食品の摂取量が少なく、ココナッツの摂取量が多い集団ほど、脳卒中や心臓病の発症率が低いことが研究でわかっています。つまり、ココナッツをたくさん食べる伝統的な食生活から、現代の食品や生活様式を取り入れるのに伴い、欧米と同様の疾患が増え、心臓病の発症率も上昇することが伺えます。

心臓病のリスクファクター

研究者は、心臓病と関係している要因をいくつか特定しています。これらはリスクファクターと呼ばれ、リスクファクターが多いほど心筋梗塞や脳卒中で死亡する可能性は高まります。一般的に知られている12個のリスクファクターは次の通りです。

年齢、性別(男性)、喫煙、ストレス、運動不足、遺伝、コレステロール値、肥満、糖尿病、高血圧、血中ホモシステイン値、血管炎症候群。

最初の6個、年齢から遺伝まででは、食事とは無関係です。したがって、ココナッツオイルを食べていてもいなくても、これらの要因に影響はありません。後半の6個、コレステロール値、肥満、糖尿病、高血圧、血中ホモシステイン値、血管炎症候群は食事と関係しています。よって、ココナッツオイル摂取の影響を受ける要因です。心臓病のリスクファクターと認められているこれらに、ココナッツオイルがどのように影響するのか、1つずつ見ていきましょう。

コレステロール値

4章でコレステロール値とココナッツオイルの関係を取り上げました。天然のココナッツオイルは、総コレステロール値にほとんど影響しない点はご理解いただけたでしょう。水素添加や分離加工によってココナッツオイルが変化すると、総コレステロール値に悪影響を与える可能性がありますが、天然のココナッツオイルは問題ありません。

総コレステロール値は、一般的にmg／dLで表されます。総コレステロール値では、心臓病のリスクを正確に測定できません。心臓病の死亡者のうち、高コレステロール値の人は半分程度にすぎません。コレステロール値が低い人が心筋梗塞で亡くなることもあります。冠動脈疾患を発症した人の80％は、総コレステロール値が同疾患を発症しなかった人と同じ範囲内にあったことを示す研究もあります。したがって、心臓病の正確なリスクの指標として、総コレステロール値は頼りになりません。

総コレステロール値よりも正確なリスク指標は、コレステロール比です。総コレステロール値には、善玉と悪玉の両方が含まれています。ＬＤＬ（低比重リポタンパク）は、体中の細胞組織に蓄積されるため、悪玉コレステロールと考えられています。ＨＤＬ（高比重リポタンパク）は、余分なコレステロールを体から回収するため、善玉コレステロールと考えられています。したがって、ＨＤＬコレステロールが多いほど、心臓病のリスクは低下します。

コレステロール比は、総コレステロール値／HDLコレステロール値で求めます。例えば、ある人の総コレステロール値が２００mg／dLでHDLコレステロール値が50mg／dLであれば、コレステロール比は４になります。目標は５以下に留めることで、最適値は３・２以下です。

総コレステロール値が心臓病のリスク指標として信頼できないのは、善玉と悪玉コレステロールの両方が含まれているためで、内訳はわかりません。総コレステロール値が高くても、HDLコレステロール値が大きければリスクが低いこともあります。例えば、総コレステロール値３２０mg／dLは非常に高いと考えられていますが、HDLコレステロール値が80mg／dLであれば、コレステロール比は4なので、リスクは平均以下になります。一方で、総コレス

コレステロール比のリスク

総コレステロール値 ÷ HDLコレステロール値（mg/dL）	リスク
3.2 以下	低リスク（最適）
3.3－4.9	平均リスク以下
5.0	平均リスク
5.1 以上	高リスク

テロール値は１８０mg／dLにすぎず、これ自体は低リスクとみなされても、ＨＤＬコレステロール値が32mg／dLであればコレステロール比は５・６で、高リスクになります。

総コレステロール値は、食事や生活様式などの要因によって変化する可能性があり、検査所によっても結果は違います。食事にココナッツオイルを加えて総コレステロール値が下がり、非常に喜んだ人たちを目にしてきましたが、同時に上昇して心配だと話していた人もいます。総コレステロール値が上がる人と下がる人がなぜいるのでしょう。それは、ココナッツオイルにはバランスを均衡にする作用があるためだと考えています。

総コレステロール値が高過ぎる場合、ココナッツオイルにはそれを低下させる傾向があり、低過ぎるとそれを引き上げる傾向があります。どの水準が高過ぎるのか、低過ぎるかは人によって違います。例えば、総コレステロール値２００mg／dLが高過ぎる人もいればちょうどよい人もいます。そのため、総コレステロール値が高くても心臓病を発症しない人がたくさんいる一方で、総コレステロール値は正常でも心筋梗塞を起こす人もいるのです。

ココナッツオイルから分離させたラウリン酸について調べた研究では、総コレステロール値を上昇させる傾向がありました。ラウリン酸はココナッツオイルの脂肪酸の約半分を占めているため、ココナッツオイルも総コレステロール値を引き上げ、心臓病のリスクを高めると指摘している人もいます。しかし、総コレステロール値の上昇は、主にＨＤＬコレステロール値の上昇に起因していることが、いくつかの研究でわかっています。したがって、コレステロール比が改善したため、心臓病のリスクは低下しました。

スリランカの男性被験者に対して行った興味深い研究があります。普段の食事でココナッツオイルを摂取していた被験者のコレステロール値を測定し、その後、被験者の食事のココナッツオイルをコーン油に変えて、コレステロール値を再び測定しました(下記の表参照)。

被験者がココナッツオイルからコーン油に変えると、総コレステロール値は１７９・６mg／dLから１４６・０mg／dLに、平均18・７％低下しました。ＬＤＬコレステロール値は、

ココナッツオイルとコーン油の
コレステロール値への影響

	ココナッツオイル	コーン油
総コレステロール値	179.6	146.0
LDL	131.6	100.3
HDL	43.4	25.4
コレステロール比	4.14	5.75

（単位：mg/dL）

131・6mg／dLから23・8％低下し、100・3mg／dLになりました。この変化はいずれもよいと考えられ、これだけ見れば心臓の健康という点ではコーン油の方がココナッツオイルより勝っていることを示しています。

しかし、HDLコレステロール値も含めると、状況は変わってきます。HDLコレステロール値は43・4mg／dLから25・4mg／dLと41・4％低下し、コレステロール比は4・14から5・75へと上昇したのです。被験者がココナッツオイルを食べていたときのコレステロール比は、平均4・14以下でした。この結果は、ココナッツオイルの方がコーン油より心臓病のリスク低下には有効だということを示しました（Mendis, 1989）。総コレステロール値にしか注目しなければ、結論はまったく逆になっています。コレステロール値を判断する際は、全体像を把握するためにHDLコレステロール値が必要です。

また、HDLコレステロール値が若干上昇するだけで、心筋梗塞のリスクが低下する可能性があることを示した研究もあります。研究者は、HDLコレステロール値が1mg／dL上昇するごとに、冠動脈疾患のリスクは2～4％低下すると報告しています。この調査では、ココナッツオイルを摂取したグループの平均HDLコレステロール値は、コーン油を摂取したグループを18mg／dL上回りました。よって、ココナッツオイルは、コーン油より心臓病のリスクをなんと36～72％引き下げることになります。紅花油や大豆油と比較した調査でも、同様の結果が出ています(Hostmark, 1980/Arranza,1995)。

肥満

肥満の人は心臓病の発症リスクが大幅に上昇します。標準体重を20%以上上回る場合、肥満となります。心臓病と診断された人の7割近くが肥満と関係しています。体重が増加するのに伴って死亡リスクは高まります。やや太り過ぎ（平均身長の人で、約4・5〜9kg超）になるだけでも死亡のリスクは上昇します。年齢30〜64歳の成人の場合は、特にそうです。

体重は心臓病の他のリスクファクターにも影響します。健康的な体重を維持している人と比べて、肥満の人では、高血圧のリスクが2倍あります。肥満の場合、総コレステロール値が高く、HDLコレステロール値は低い状態が一般的です。体重が約5〜8kg増加しただけで、2型糖尿病の発症リスクは2倍になります。

肥満と心臓病両方のリスクを低減する方法として、通常勧められているものに、脂質摂取量の制限があります。脂質1gのカロリーは、同量の炭水化物やタンパク質の2倍以上あります。同じカロリーでも、タンパク質や炭水化物がたくさん含まれる食事は、脂質が多い食事の2倍食べられます。ダイエットでは、食べ物の摂取量が制限されるため、空腹が問題になります。ある程度の量を食べると満足感が得られて、ダイエットは簡単になります。食事から大半の脂質を除くと、お腹を一杯にするために、低カロリーの食べ物をさらに多く食べることができます。空腹でなければ、食べ過ぎや間食を避けやすくなります。

このことを踏まえると、ココナッツオイルはどのように利用できるでしょうか。3章で説明したように、ココナッツオイルは太り過ぎの人が余分な体重を落とすのに役立つ油として知られています。ココナッツオイルが減量に有効な点として、炭水化物やタンパク質のどちらよりも、空腹を上手に満たしてくれることが挙げられます。ココナッツオイルを食べ物に加えると、空腹が早く満たされて、食間の時間を長くできます。その結果、1日に食べる量が減り、摂取カロリーは減少します。また、代謝の促進効果もあり、カロリー燃焼の効率も上がります。

糖尿病

糖尿病患者は血液循環が悪く、アテローム性動脈硬化症を引き起こす傾向が高いため、心臓病のリスクを抱えています。体内のすべての細胞には、ブドウ糖が供給される必要があります。細胞はブドウ糖が十分得られないと、弱って死んでしまいます。細胞が死んでしまうと、血管が脆くなり、アテローム性動脈硬化症を誘発します。インスリンには、血中のブドウ糖を取り込んで細胞に届ける役割があります。インスリンがなければ、ブドウ糖は細胞に取り込まれません。

糖尿病は大きく分けて、1型と2型の2種類あります。1型は、膵臓が体に必要なインスリンを十分生成できない場合に発生します。2型は膵臓が正常な量のインスリンを生成できる場合もありますが、体の細胞がインスリンに反応しなくなって起こります。これはインスリン抵抗性と呼ばれています。

1型、2型のいずれも血管が脆くなり、循環障害が起きる傾向があります。脆くなって損傷を受けた動脈壁にはプラークが発生し、これが動脈を詰まらせて、心筋梗塞や脳卒中につながります。この2つの疾患が、糖尿病の死因のトップです。神経につながる毛細血管の損傷は、神経障害を発症させる可能性もあります。糖尿病性神経障害は、足に影響することがしばしばあり、治療しないと潰瘍や壊疽につながります。

糖尿病の場合、低脂肪食が一般的に勧められますが、ココナッツオイルは糖尿病にとって最善の食べ物の1つかもしれません。ブドウ糖も長鎖脂肪酸も、細胞に取り込まれる際にはインスリンが必要です。一方で、ココナッツオイルに含まれる中鎖脂肪酸にはインスリンが不要で、簡単に細胞まで運ばれ、ミトコンドリアの中にも入ることができます。

ミトコンドリアは、ブドウ糖や脂肪酸を細胞に必要なエネルギーに転換します。ミトコンドリアには二重の膜があり、ブドウ糖はカルニチンと呼ばれる特別な運搬係の助けがなければ、膜を透過できません。一方で中鎖脂肪酸は、この酵素の助けを必要としません。したがって、インスリンの有無にかかわらず、細胞に栄養を供給することが可能なのです。膵臓のインスリン生成量が足りない場合や、細胞にインスリン抵抗性がある場合でも問題なく、中鎖脂肪酸は細胞に栄養を与えることができます。それによって、血管が元気に生き続けて、アテローム性動脈硬化症の発症予防に役立つのです。

私が『The Coconut Oil Miracle』（ココナッツオイル健康法、ＷＡＶＥ出版）を出版した後、カリフォルニアの男性が電話をかけてきました。彼はビルと名乗り、糖尿病にかかっている、と言いました。私の本を読んで、ココナッツオイルを取り入れたのだそうです。それまで、糖尿病による循環障害によって足の感覚がほとんどなく、足は何カ月間も死んだ切り株のようだと感じていたようです。そのような状態だった彼ですが、「ココナッツオイルを使い始めたら、足が生き返りました」と話してくれました。足の血液循環が、まさに生き返るところまで改善したのです。

同じような体験の報告は、他にもたくさん受けています。２型糖尿病と診断されて、血糖値が６００mg／dL前後あったエドワードは、「６年前から足の感覚がなくなり始めて、親指から始まり、感覚はどんどんなくなっていきました。右足の下の方に軽いかすり傷があって、何カ月間も治そうとしていました。ココナッツオイルを１日に大さじ３〜４杯食べるようにしたところ、10日しないうちに足の傷は完全に治りました。足の感覚が戻りつつあって、とても嬉しいです。今では感覚がもっと戻っています」と話しています。

ココナッツオイルに含まれる脂肪酸の大半を占めるラウリン酸とカプリン酸は、膵臓のインスリン分泌能力を高めます。つまりココナッツオイルは、糖尿病患者のインスリン製剤への依存度を軽減する可能性があります。

また、ココナッツオイルは血糖値の調整にも役立ちます。空腹になるまでの時間が延びて、ブドウ糖が血流にゆっくり放出されるためです。多くの糖尿病患者が、食事にココナッツオイルを加えることで、糖質が多い食べ物を食べても、血糖値が改善したと報告しています。

2型糖尿病を発症する要因の1つは、インスリン抵抗性です。インスリン抵抗性があると、ブドウ糖は細胞内に入れず、細胞は食べ物がほしいという信号を出します。この信号に反応して膵臓は、インスリンをさらに分泌します。血中のインスリン値は上昇するものの、ブドウ糖は効率よく吸収されないため、血糖値も高いままです。このインスリン値と血糖値の増加が、いわゆるメタボリックシンドロームや、心臓病のリスク拡大を含む健康障害につながります。中鎖脂肪酸が細胞に入ると、インスリン生成量を増やすよう膵臓に送られる信号が切れて、インスリン値が落ち着き、糖尿病関連の合併症やリスクは軽減されます。

食べ物の中には、血糖値を大きく上げるものがあります。食べ物が血糖値に与える影響を測定する指標は、グリセミック・インデックス（GI）と呼ばれています。砂糖や精製パンのような甘い物、でんぷん質が多い食べ物はGI値が高く、血糖値を急激に上昇させます。バナナなどの糖分の多い果物もGI値が高く、糖尿病患者は高GI値の食べ物には十分注意し、制限する必要があります。

ココナッツオイルは血糖値に悪影響を与えません。GI値がとても低く、他の食べ物に加えると、そのGI値を低下させます。食事にココナッツオイルを加えることは、糖尿病患者が食べ物のGI値を下げて、血糖値をコントロールする効果的な方法です。

ココナッツを日常的に食べている太平洋諸島の人々は、バナナやパイナップルなどの甘い果物、でんぷん質の食べ物をたくさん食べているのに、糖尿病にほとんどなりません。これは興味深いことです。ある研究では、キタヴァ島の20～86歳の島民１６４人を、25～74歳のスウェーデン人４７２人と比較しました。島民のインスリン値は、すべての年齢でスウェーデン人を大きく下回りました。インスリン値は、インスリン抵抗性を発症している程度を反映しています。研究者は、ココナッツの割合が非常に高い食事と生活様式が、インスリン値を低くしていると指摘しています（Lindeberg, 1999）。ココナッツオイルは、糖尿病患者が摂取するべき最もよい油ということが言えるでしょう。

［糖尿病］

私の妻と娘は2型糖尿病で、血糖値を1日最低3回計っています。食べるべきでない物を食べて、血糖値が正常値を上回ると、薬をさらに飲む代わりにココナッツオイルを大さじ2～3杯食べています。30分程度で血糖値は正常に戻ります。――エド

2型糖尿病と診断されて、すぐに薬を処方されました。診断を受けて以来、この病気を治す方法を探しました。さまざまなサプリメントや食事に関して、情報を山ほど見つけましたが、担当医は何も情報はくれず、単に薬を飲むよう言われました。結論としては、薬を飲まない方向に徐々に進んでいて、今では食事、サプリメント、そしてココナッツオイルで血糖値を調整できるようになっています。――シャロン

非常に重度の糖尿病の犬を飼っていた友人が、ココナッツオイルで犬を助けたすばらしい経験を知っています。糖尿病になった原因はワクチンで、皮膚アレルギーも起こしていました。肌は荒れていて、毛が抜け落ちた部分がたくさんありました。肌にココナッツオイルを塗り込み、エサにも少し加えて、肌と血糖値のどちらにもすばら

しい成果がありました。治療は受けずに、3～4日でインスリン投与の必要量を85％引き下げて、約2週間でインスリン投与はまったく不要になりました。本当に奇跡でした。――デビー

高血圧

高血圧は通常、明らかな症状がないため「サイレント・キラー」とも呼ばれています。心臓、脳、腎臓に問題が起こるまで、自分が高血圧だと気づかない人もいます。高血圧は心臓に負担を与えて、心不全につながる可能性があります。動脈壁に過剰な圧力がかかると小さな傷ができて、それが慢性的な炎症となってアテローム性動脈硬化症を発症します。

慢性的に血圧が高い高血圧症は、一般的な心血管疾患の一つで、米国では成人全体の3分の1以上が影響を受けていると考えられ、毎年50万件の脳卒中と100万件を超える心筋梗塞の原因になっています。

アテローム性動脈硬化症によって硬化し、狭まった動脈は拡張できないため、血圧が上昇します。血圧が上昇すると心臓に負荷がかかり、動脈壁はさらに損傷を受けます。病変が動脈壁にできて、こうした場所はプラークが特に発生しやすくなり、アテローム性動脈硬化症が悪化することになります。

血圧に影響を及ぼす要因はたくさんあり、多価不飽和脂肪酸はその1つです。多価不飽和脂肪酸は、n－6系(オメガ6系)とn－3系(オメガ3系)の2系統に主に分類されます。大豆、コーン、紅花など、大半の植物油はn－6系脂肪酸でできています。体はこれらの脂肪酸を、プロスタグランジンに転換します。プロスタグランジンは血管を収縮し、炎症反応を増やし、血小板を凝集させ、それよって血圧が上昇してアテローム性動脈硬化症が誘発されます。

n－3系脂肪酸は、亜麻仁油や魚油に豊富に含まれており、上記とは逆の作用を持つプロスタグランジンに転換されます。血管を拡張し、炎症反応を抑え、血小板の凝集を阻止し、血圧の低下に寄与します。そのため、亜麻仁油や魚油は心臓によいと言われています。

ココナッツオイルに含まれる中鎖脂肪酸は、プロスタグランジンには転換されません。したがって、n－6系脂肪酸のような悪影響、またn－3系脂肪酸のような好影響もありません。これはよいことです。現代の食事に含まれている脂肪酸の大半はn－6系で、調理用油、マーガリン、ショートニング、加工食品、冷凍食品を食べたときには、n－6系脂肪酸を摂取しています。n－6系脂肪酸が生成するプロスタグランジンは、高血圧を促進するため、米国人の3分の1が高血圧症であるのも当然でしょう。

一方で、亜麻仁油や魚油に含まれるn－3系脂肪酸は、n－6系脂肪酸の悪影響を調整したり、好転したりできます。しかし、ｎ－３系脂肪酸は非常に酸化しやすく、すぐに傷み、ｎ－６系を過剰摂取した場合よりも悪影響のある有毒な副産物を生み出します。そのため、調理には適さず、購入後数週間以内に使い切る必要があります。ｎ－３系脂肪酸は食べ物からとるよりも、サプリメントとして摂取される方が一般的です。ほとんどの人は、ほぼ毎食で摂取しているｎ－６系脂肪酸の悪影響を相殺できるほど、ｎ－３系脂肪酸を摂取していません。

他の油の代わりにココナッツオイルを調理で使うと、食事に含まれるｎ－６系脂肪酸の量が減ります。ココナッツオイルは非常に酸化されにくく、傷みにくいので、理想的な調理用油になります。

多くの高血圧症の人が、ココナッツオイルを使い始めて血圧が大幅に低下したと報告していますが、影響はほとんど、あるいはまったくないと言っている人もいます。効果がある人とない人がなぜいるのか、と聞かれます。その答えは、加工されたインスタント食品をたくさん食べていたり、普通の調理用油を使っていたりするためです。これらを食べていると、ココナッツオイルの効果は小さくなります。

多価不飽和脂肪酸を多く含む油だけが血圧に悪影響を与えるわけではありません。キャノーラ油やオリーブオイルなどの一価不飽和脂肪酸も、血小板を凝集させて血圧を上昇させます。

ココナッツオイルは血小板の凝集には直接影響しません。水素添加されたココナッツオイルでも、コーン油より凝集作用が小さいことが実証されています。魚油が血小板の凝集性を低下させるのに対し、コーン油などの多価不飽和植物油は凝集性を高めます。ココナッツオイルはこの中間です。また、ココナッツオイルは血圧に影響するもう1つの要因であるインスリン抵抗性を減らして、高血圧を予防します。

ココナッツを摂取している集団に関する研究によれば、脂質の89%をココナッツオイルからとっているグループの方が、7%にすぎない集団よりも、血圧が低かったことが明らかになっています。経済的に豊かな国では、加齢に伴って血圧は上昇する傾向がありますが、ココナッツが食事の主要な部分を占めている島民の集団では、その傾向がありません。ココナッツオイルは高血圧の原因にはならず、多くの場合、血圧低下に寄与し、心臓病のリスクを引き下げていることがわかります。

［血圧］

朝、お茶にバージンココナッツオイルとコエンザイムQ10のカプセル1個の中身

を入れて飲んでいます。これによって血圧は大幅に低下したので、薬を飲まなくてもよくなりました。——ハンス

ココナッツを摂取し始めて、不思議な力を感じました。3カ月に1度の健康診断を受けたところ、血圧は210／142から134／77に下がっていました。これは、降圧剤を減らした後のことです。——アリス

［ある医師の体験談］

現在44歳で、20代半ばで医師になりました。仕事に献身的に励んでいましたが、長年、忙し過ぎて食事が満足にとれず、食事を抜かすこともしばしばで、食べ物にはまったく関心を払っていませんでした。

40歳を超えると、血圧が上昇し、頭痛とめまいが出てくるようになりました。降圧剤を飲み、最初のうちは症状が消えていましたが、そのうち呼吸困難、発熱、胸痛、関節痛が生じ、左脚の感覚がなくなりました。CTスキャンを受けましたが、異常は見つかりませんでした。血液検査の結果、LDLコレステロール値が高いことが

わかり、高血圧症、リウマチ熱と診断されました。

数カ月後、ひどい腹痛、消化不良と便秘に襲われました。腹部全体の超音波検査によって胆嚢炎と胆石症が明らかになりました。胆嚢を摘出し、術後の回復には時間がかかって、苦痛を伴いました。血圧は依然上がったり下がったりして、胸痛、呼吸困難、消化不良、便秘も相変わらずでした。

この状態をなんとか改善しようと、医学書や医学文献を調べました。ココナッツオイルが歴史的に見て人々の健康に貢献していること、最近の調査でもさまざまな効果があることを知りました。そこで、食事にココナッツ製品を加えるようにしました。バージンココナッツオイルも大さじ1杯、1日3回摂取しました。それ以降、血圧は安定して、胸痛、呼吸困難、消化不良、便秘がなくなり、元気になったことに気づきました。

こうした驚くべき成果があったため、バージンココナッツオイルの医学的な効果について、さらに本を読み、患者にも紹介して、素晴らしい成果を上げています。――マリエッタ・ジェイダー・オニャーテ（フィリピン　グッド・シェパード病院創設者兼最高経営責任者）

血中ホモシステイン値

近年、血中ホモシステイン値の上昇が、心臓病の重要なリスクファクターとして認識されつつあります。研究では、高ホモシステイン値は高コレステロール、高血圧、喫煙以上に、心臓病の危険をもたらすことを示しています。

ホモシステインと心血管疾患の関係が最初に疑われたのは30年前で、ホモシスチン尿症と呼ばれる遺伝子疾患が、重篤な心血管疾患につながりやすいことが観察されました。報告された事例では、8歳児がアテローム性動脈硬化症の徴候を示し、脳卒中で死亡しました。これほど若い人の死因としては、不思議なことでした。

ホモシステインは、食べ物のタンパク質から得られる必須アミノ酸の1つであるメチオニンの代謝過程で生じる生成物です。肝臓がホモシステインをメチオニンに再び戻すか、他の物質に転換するため、通常は濃度が非常に低く抑えられています。ホモシスチン尿症では、肝臓の遺伝的な欠陥によってホモシステインの代謝に必要な酵素の形成が阻害され、体内でホモシステインの濃度が上昇していきます。

ホモシステインの問題は、動脈にとって毒性があるという点です。血中ホモシステイン値が高いと、アテローム性動脈硬化症を発症します。

ホモシステインを代謝する酵素は、ビタミンB6、B12、葉酸に依存しています。食事にこれらのビタミン類が十分に含まれていないと、誰でもホモシステイン値が上昇することがあります。新鮮な果物、野菜の摂取量を増やし、肉や加工食品を減らすと、血中ホモシステイン値が低下して、心臓病のリスクを引き下げられます。ビタミンB群を含むサプリメントの摂取も、血中ホモシステイン値の低下に役立つことがわかっています。

ココナッツオイルも有効です。ココナッツオイルを食べ物と一緒にとると、食べ物の中に含まれる多くのビタミン類やミネラル類の吸収率が高まり、血中ホモシステイン値の低下に役立ちます。

血管炎症候群

ここ数年、他のリスクファクターよりも重要だとされているのが、血管炎症候群です。慢性的な血管の炎症は血管の細胞組織を損傷し、プラークを形成してアテローム性動脈硬化症を発症させるおそれがあります。他のリスクファクターの大半は、心臓病との関連性が示唆されているだけですが、血管炎症候群は発症源として非常に密接に関与している可能性があります。

血管炎症候群は血中のＣＲＰ（Ｃ反応性タンパク）の測定によって判断できます。ボストンのブリガム・アンド・ウィメンズ病院のポール・リドカー博士は、２・８万人以上の血液サンプルを使った研究を行いました。ＣＲＰが最も高水準だった人は、心臓病になるリスクが４倍以上ありました。博士は「ＣＲＰはコレステロール値よりも優れたリスク予測因子である。心筋梗塞が起こる人のほぼ半分はコレステロール値が正常なため、この因子は非常に重要である」と述べています。

血管炎症候群は、コレステロール値が正常で、血圧が低く、糖尿病ではなく体調のよい人、つまり他のリスクファクターを持たない人が心臓病を発症する理由を説明できるかもしれません。心筋梗塞の全事例の３分の１は、明確なリスクファクターを持たない患者で、研究者は長年、他の要因が間違いなく関与していることに気づいていました。

何が血管炎症候群の原因となるのでしょうか。主な要因は３つあり、血中ホモシステイン値、酸化ストレス、そして慢性的な軽度の感染です。血中ホモシステイン値についてはすでに説明したため、ここでは他の２つを取り上げます。

①酸化ストレス

酸化ストレスは、フリーラジカルに対抗するための十分な抗酸化物質がないときに生じ、冠動脈疾患の発症に関わっていると考えられています。

肝臓でつくられるＬＤＬコレステロールは、細胞膜、ビタミンＤ、多くの重要なホルモンの生成に使われます。LDLが「悪玉」コレステロールと言われているのは、動脈プラークと関係しているためで、酸化された場合のみ悪玉に変わります。酸化したLDLコレステロールが動脈壁を傷つけ、酸化されていないコレステロールが傷つけることはありません。

不飽和脂肪酸は非常に酸化されやすく、熱や光、酸素に一定時間さらされると変質します。あなたの体内の脂肪酸はいまでも酸化しつつあります。体内の不飽和脂肪酸とコレステロールが、すべて酸化しないように防いでいるのが抗酸化物質です。抗酸化物質がフリーラジカルの破壊活動を防ぎ、酸化過程を止めます。食事に含まれる抗酸化物質を増やせば、酸化に対する予防力は高まります。

ココナッツオイルのメリットは、成分の92%が飽和脂肪酸で、その大半が中鎖脂肪酸だということです。中鎖脂肪酸は非常に安定していて、高い抗酸化力があります。他の抗酸化物質と同様、不飽和脂肪酸とコレステロールの酸化を防ぎます。

ココナッツオイルは動脈を詰まらせる油として、悪者扱いされてきましたが、実際に動脈を詰まらせるのはココナッツオイルではなく、多価不飽和脂肪酸です。フェルトンらが行った動脈プラークの研究によれば、動脈プラークに含まれる酸化脂肪酸は、主に不飽和脂肪酸で、飽和脂肪酸ではありませんでした（Felton, 1994）。動脈プラーク内の脂肪酸のうち、74%が不飽和脂肪酸だったのです(多価不飽和脂肪酸が41%、一価不飽和脂肪酸が33%)。中鎖脂肪酸がプラーク内で発見されたことは1度もありません。不飽和脂肪酸、なかでも多価不飽和脂肪酸が動脈を詰まらせている脂肪酸です。

②慢性感染症

軽度の慢性感染症は、さまざまな細菌やウイルスによって起こる可能性があります。これらは体内で長く生き続けることができます。例えば、帯状疱疹のウイルスに1度かかると、ウイルスは生涯体内に留まり、神経系に潜んでいます。免疫系に負荷がかかったり、弱まったりすると、ウイルスは増殖して体に問題を引き起こします。病原性の微生物が循環器系に入り込むと、動脈壁を感染させて、局所的な軽度の感染を起こし、アテローム性動脈硬化症や心臓病の原因になると考えられています。

数年前にフィンランドの政府は、ある健康リスクに関する調査に資金を援助しました。その調査でさまざまな疾患の罹患率について測定・分析を行ったところ、意外なことに、歯科疾患と心臓病の関係性が発見されました。歯周病や歯肉炎のある人は、心臓病の発症率が極めて高かったのです。米国とヨーロッパで行われた追加調査でも、同様の結果が確認され、歯周病の人は心血管疾患で死亡するリスクが200%高いことが明らかになりました(Morrison, 1999)。これに対して、喫煙者のリスクは60%高いだけでした。歯周病にかかっていることは、喫煙よりもはるかに心臓病のリスクとなりうるのです。口腔衛生の状態は、コレステロール値、肥満、糖尿病、運動不足や喫煙状況などのリスクファクターよりも、冠動脈疾患と強い関連性があると認識されています。

ノース・カリフォルニア大学のデリアルギリス博士らは、38人の心筋梗塞患者を調査したところ、このうち85％は慢性的な歯周病をもっていて、CRPが高かったことを発見しました。これに対して、健康な被験者でこうした症状のある人は29％にすぎませんでした。

歯周病以外の感染症と心臓病の関係性も明らかになっています。気管支炎、胃潰瘍、ヘルペスなども、心臓病に作用する可能性があります。血管炎症候群と関係している主な微生物はヘリコバクター・ピロリ、クラミジア肺炎菌、サイトメガロウイルス（CMV）です。ヘリコバクター・ピロリは胃潰瘍の原因菌です。もう1つの細菌、クラミジア肺炎菌は歯周病や肺炎を起こします。サイトメガロウイルスはヘルペスウイルスで、成人の約8割が血中に抗体を持っています。つまり、過去もしくは現在感染していることを示しています。通常、症状は軽いため、感染しても気づきません。

細菌の一部が動脈プラークから発見された研究もあります。ソルトレイクシティLDS病院とユタ大学のブレント・ミューレシュタイン心臓専門医は、心臓病患者90人の冠動脈から採取したプラークの79％にクラジミア肺炎菌を発見しています。

このような感染症と心臓病の関係から、治療手段には抗生物質が提唱されてきました。しかし、抗生物質は細菌にしか効果がなく、ウイルスにはお手上げです。抗生物質の過剰使用によって、細菌が抗生物質に耐性を持ちつつあるという新たな問題も生じています。したがって、抗生物質の利用が解決策ではありません。

3章で説明したように、ココナッツオイルの中鎖脂肪酸には、強力な抗菌作用があり、病原菌やウイルスを倒すことができます。ヘリコバクター・ピロリ、クラミジア肺炎菌、サイトメガロウイルスはすべて中鎖脂肪酸で殺傷が可能です。一方で、中鎖脂肪酸は善玉菌に害を与えたり、細菌の耐性を高めることはありません。

血管炎症候群は心臓病の大きなリスクファクターです。このリスクの低下は、心臓病の予防策の中で何よりも効果的です。毎日の食事に、ココナッツオイルを加えるだけでよいのです。中鎖脂肪酸が血管炎症候群の原因菌を倒し、心臓病のリスクを引き下げます。

その他のリスクファクター

ここまで解説してきたリスクファクター以外にも、研究者は、食事や生活様式に関連するリスクファクターとして、ビタミンE、ビタミンC、セレン、マグネシウム、タンパク質の不足、砂糖の過剰摂取、甲状腺機能低下症を挙げています。

フリーラジカルの破壊作用から体を守るには、食事で抗酸化物質を常に供給する必要があります。ビタミンE、ビタミンC、セレンなどの抗酸化ビタミン類、ミネラル類の不足は、酸化ストレスにつながり、これが心臓病を誘発する可能性があります。フリーラジカルを撃退する際に、抗酸化物質は消費されます。ココナッツオイルには抗酸化作用があるため、このような他の抗酸化物質が破壊されないように補助的に支援をする働きがあります。

砂糖と精製炭水化物は、血糖値やインスリン値に悪影響を与えます。これらの過剰摂取は、糖尿病、メタボリックシンドローム、心臓病などの要因と言われています。ココナッツオイルは砂糖や炭水化物が血糖値やインスリン値に与える影響を緩和します。

また、甲状腺機能が低いことも、心臓病の原因になります。最近のある調査では、甲状腺機能低下症の人は正常な人と比べて、心臓病の発症率が2・6倍だったことが明らかになりました。甲状腺機能低下症の症状の1つは、代謝の低下による低体温です。体内の化学反応を司る多くの酵素は、体温の変化に極めて敏感です。体温が正常値を下回ると、酵素の働きは弱まります。これが代謝異常につながり、治癒力や回復力が低下することも相まって、動脈にプラークが蓄積しやすくなります。ここでもココナッツオイルが助けになります。ココナッツオイルは代謝機能を上げて、体温を上昇させます。それによって、体温に左右される酵素が正常に働くことができます。

リスクファクターが多いほど、心臓病発症の確率やリスクは高まります。本章で取り上げたリスクファクターのどれか1つでも引き上げるものは、不適切と考えられるでしょう。本章で取り上げた心臓病のリスクファクターで、ココナッツオイルが悪影響を与えるものはいくつあったでしょうか。答えはゼロです。ココナッツオイルはこれらすべてのリスクファクターに、好影響を与えます。心臓病について心配しているのであれば、ココナッツオイルは最善の予防策の1つです。

6

ココナッツの薬箱Ⅱ

果肉
ココナッツウォーター
ココナッツミルク

本章は「ココナッツの薬箱」の後半で、ココナッツの果肉、ココナッツウォーター、ココナッツミルクの健康効果について解説します。これらの健康効果の大半は、脂肪成分によるものですが、それぞれ独自の長所があります。

●ココナッツの果肉

ココナッツは「食べ物の王様」と呼ばれてきました。生命を維持する食べ物、そして健康を取り戻す薬としても使われています。ココナッツは、健康と長寿の秘密の1つと言われてきました。私が知る限りでは、ココナッツほど健康のためになる食べ物はありません。熱帯地方のある地域では、ほとんどココナッツで構成された食事で生きている人々もいました。そのような人々は何世代にもわたって、現代社会に蔓延している疾患にかかっていません。体に必要な栄養と、薬効面の両方を十分与えてくれる食べ物。ココナッツは真の食べ物の王様なのです。

成熟したココナッツの果肉は硬く、白くて、やや甘さがあります。熱帯地方では、ヤングココナッツと呼ばれる未成熟のココナッツはご馳走です。果肉がまだ十分に発達しておらず、ゼラチンのような歯ごたえがあります。やわらかいので、スプーンですくって食べることができ、成熟したココナッツと味はまったく違います。ヤングココナッツの果肉は、離乳中の幼児の食べ物として用いられることがあります。

ココナッツは成熟するのに伴って果肉は厚く、硬くなっていきます。ヤングココナッツは成熟したものより、傷むのが早いため、熱帯地方以外の市場で売られていることはありません。温帯気候でみつけた場合には、傷まないよう涼しい場所で保存されています。成熟するにつれて、オイル成分と繊維質の含有量は増加していきます。

機能性食品

ココナッツオイルと同様、果肉も機能性食品であることは明らかです。栄養成分以上の健康効果がたくさんあります。成熟したココナッツの果肉には、ココナッツオイル関連の栄養や健康効果がすべて含まれています。つまり、消化や栄養の状態を改善し、がんや心臓病から体を守り、減量を助け、病原菌や寄生虫を倒すなどの効果があります。その理由は、果肉は脂肪含有率が高く、ココナッツオイルはこの果肉から抽出されます。重量で見るとココナッツの果肉の34％は脂肪です。

新鮮なココナッツの果肉の47％は、水分です。果肉を乾燥させると、水分は約3％に減少します。水分をなくした乾燥ココナッツには、脂肪が64％含まれています。生のココナッツ、乾燥ココナッツのどちらも、健康促進効果のある脂肪分の摂取源となります。

ココナッツの水分以外の主な成分は、脂肪と食物繊維ですが、でんぷんや糖分も含まれています。食べ物には、消化されやすい消化性炭水化物と、消化が難しい難消化性炭水化物の2種類の炭水化物があります。消化性炭水化物は、でんぷんと糖分からなります。難消化性炭水化物は食物繊維のことで、ヒトの体内で分解・消化されないため、カロリーはありません。

細かく刻んだ生ココナッツ1カップ（80g）に含まれる消化性炭水化物は、わずか3gで、食物繊維は9gです。乾燥ココナッツの方が消化性炭水化物はやや多く、細かく刻んだ乾燥コ

ココナッツの果肉の成分

	生	乾燥
水分	47	3
脂肪	34	64
食物繊維	11	15
タンパク質	4	9
でんぷん・糖分	4	9

成分の占める割合（単位：％）

コナッツ1カップ（80g）には、消化性炭水化物7g、食物繊維12gが含まれています。ココナッツは、炭水化物によるカロリーをあまり増やさないと言えます。

生のココナッツの炭水化物含有率は、消化性炭水化物が4％、難消化性炭水化物が11％で、合計15％です。残りの85％は、主に水分、脂肪とタンパク質です。生のココナッツは、食物繊維が最も高濃度に含まれている食べ物の1つです。米国農務省によれば、オート麦ふすまの炭水化物における食物繊維含有量は24％、小麦ふすまは42％、大豆はわずか29％です。ココナッツはいずれも上回り、なんと71％です。ココナッツは、食物繊維をおいしくとることができる食べ物なのです。

食物繊維は1日20〜35g摂取するように推奨されています【注：日本では成人で男性20g以上、女性18g以上】。これは、欧米型の食事による1日当たり平均摂取量、約10〜14gの2〜3倍になります。細かく刻んだ乾燥ココナッツ1カップ（80g）には、食物繊維が12g含まれています。生のココナッツか、乾燥ココナッツを食事に加えれば、日々の食物繊維の摂取量を大きく改善できます。

食物繊維が体によい理由

食欲を満たし、カロリーはほぼゼロで、コレステロール値や血糖値を低下させて、がんや心臓病などのリスクを引き下げる食べ物（スーパーフード）を想像してみてください。健康面でさまざまな効果があると言われている大抵の食べ物やサプリメントは、一般的においしくありません。子供たちは、このような健康食品をまずいと評価しています。そのスーパーフードの味がすばらしく、あなたと家族が喜んで食べられるものだったらどうでしょう。

ココナッツの果肉は、食物繊維を豊富に含む食べ物の1つで、なおかつ、食物繊維が豊富な他の食べ物とは違って、おいしいのです。

少し前まで、食物繊維は栄養やカロリーがなく、重要ではないものと考えられていました。現在では、食物繊維は消化過程で大切な役割を果たし、健康状態に大きな影響を与えることがわかっています。

食事に含まれる食物繊維の重要性を最初に指摘したのは、20世紀初期から半ばに、アフリカやインド、オセアニアで働いていた医師たちです。彼らは、食物繊維が豊富な伝統食を食べている人たちは、欧米諸国の人たちよりも健康状態がよいことを発見しました。食物繊維の摂取量が多い農村部は、変性疾患の罹患率が低い一方で、現代の食品を食べ、食物繊維の摂取量が少ない地域の罹患率は高いことに気づいたのです。

この観察から、未精製で食物繊維の多い食べ物が、さまざまな変性疾患から体を守るという「食物繊維の仮説」が導き出されました。

食品の炭水化物に含まれる食物繊維

食べ物の炭水化物は、消化性炭水化物（でんぷんなど）と、難消化性炭水化物（食物繊維）で構成されていて、それぞれの量は食べ物によって違います。以下のリストは、食品の炭水化物含有量全体に占める、食物繊維の割合（単位：%）を示しています。例えば、生のココナッツであれば、炭水化物含有量全体の71%が食物繊維です。

木の実

ココナッツ（生） 71
アーモンド 56
ピーナッツ 48
ヘーゼルナッツ 39
ピーカンナッツ 35
クルミ 32
カシューナッツ 18

野菜

タケノコ 75
ブロッコリー 60
ほうれん草 57
ズッキーニ 57
キャベツ 50
カリフラワー 50
ラディッシュ 50
マッシュルーム 50
インゲン豆 49
ライ豆 46
うずら豆 45
グリンピース 36
アスパラガス 33
オクラ 33
トマト 33
青サヤインゲン 30
ビーツ 29
大豆 29
ニンジン 29
ニホンカボチャ 27
レンズ豆 25
ひよこ豆 24
タマネギ 21
ピーマン 20
ドングリカボチャ 19
サツマイモ 11
ジャガイモ（皮付き） 10

果実

イチゴ 36
キウイフルーツ 27
グレープフルーツ 22
マンゴー 20
オレンジ 20
桃 20
リンゴ 14
パパイヤ 14
ブドウ 11
パイナップル 11
プラム 11
チェリー 9
バナナ 7
スイカ 6

（単位：%）

食物繊維の仮説の提唱者の1人が、英国の外科医師デニス・バーキットです。1900年代半ば、バーキットはアフリカで農村医療を行う中で、農村部に住むアフリカ人の排便習慣が英国人とは大きく違うことを発見しました。アフリカ人が排泄する、やわらかくて無臭の大便は、英国人の4倍あり、一方、英国人の大便は小さく乾燥していて、悪臭がありました。アフリカ人は食べ物が消化管を通り、最短1日で排泄されていたのに対し、英国人は丸3日以上かかっていました。

アフリカ人の食事は、主に豆、ジャガイモ、山芋などでした。これに対して、英国人の食事は糖分が多い精製小麦食品や肉が中心でした。計算によれば、アフリカ人が1日に食物繊維を60～120g摂取していたのに対し、英国人はこの5分の1程度にすぎませんでした。アフリカ人の食物繊維がたくさん含まれた食事が、大きくてやわらかく、頻繁な排便に影響していたのは明らかでした。

このような排便習慣の重要性は、英国で見られる消化器系の疾患が、アフリカの農村にはまったく見られなかったことで知られるようになりました。消化器系の疾患が少なかったばかりでなく、他の大半の疾患もなく、太り過ぎの人もいませんでした。食物繊維は腸の機能だけでなく、全身の健康と関係していると推論されました。

食物繊維が不足すると、便秘が生じやすくなります。バーキットは、便秘と5つの健康障害（大腸憩室症、虫垂炎、食道裂孔ヘルニア、痔、静脈瘤）が関係していることも発見しました。いずれも、硬い糞便を出す際に、いきむことが原因だとバーキットは述べています。

消化は口から始まり、胃へと続いて、小腸、そして大腸で終わります。この過程で食べ物は水分や酵素と混ざり、それによって分解されて、消化管まで運ばれます。消化と吸収の大半は、曲がりくねった約6ｍの小腸を移動する中で行われます。食べ物が小腸の終わりに達する頃には、栄養素の大半は抽出されて、消化不能な食物繊維、その他のカスが残ります。これらは次に大腸に入ります。大腸の長さは小腸より短く、約1・5ｍにすぎませんが、幅が広いため、大腸と呼ばれています。

大腸内で、老廃物は排出されるための準備に入ります。老廃物が大腸に入る際には、スープのような液状です。大腸の役割の1つは、老廃物から水分を取り出して、小さい半固体にすることです。食物繊維が便にかさや重量を与えて、それによって大腸はその塊を腸の通路に沿って移動させ、体外へと排出します。

食物繊維の量が減ると、大腸内の移動時間は遅くなります。老廃物が大腸内に留まれば留まるほど硬くなり、筋肉で大腸の中を移動させるのは難しくなります。硬さが増すと、動きは遅くなり、水分がさらに抽出されて、移動時間が長くなります。悪循環が生まれ、その結果、便秘となります。食物繊維がほとんどないと、糞便は硬く、密度が高まります。排出が困難な作業になり、長い時間、負荷がかかることになります。排便の頻度も不定期になってしまいます。

食物繊維が少ない食事、つまり精製度が高く、過度に加工された食べ物が便秘につながります。それがさまざまな健康障害の発端になる可能性があります。糞便が固くなった結果、強くいきむために大腸内の細胞組織を損傷することがあります。大腸内で硬い塊を動かそうとする圧力が大きくなり、腸壁の組織が壊れることがあります。場合によっては袋ができて、そこに老廃物が溜まることもあります。

こうした袋は憩室と呼ばれています。憩室の大きさは、指先程度から、テニスボール大までさまざまです。たくさんできている人は大腸憩室症を患っている可能性があります。いったん憩室が形成されると、手術以外に除去する方法はありません。炎症を始めとした異常が出ない限り、通常は放置されます。40歳以上の米国人の半分は大腸憩室症にかかっています。バーキットがアフリカで20年勤務していた間、大腸憩室症の事例は1件もありませんでした。

老廃物の緩慢な動きによって生じた腸内膜の伸張、裂傷などは、大腸憩室症だけでなく、虫垂炎、痔、食道裂孔ヘルニア、静脈瘤、脱腸、胸焼け、胆石などにつながる可能性があります。

バーキットがアフリカで600床の大学病院に勤務していたとき、1年間に虫垂炎の患者は多くても2人でした。これに対して、米国の同規模の病院であれば、虫垂炎は1日に2件あるでしょう。第二次世界大戦当時、アフリカ人兵士が北アフリカで英国軍に入り、英国人兵士の配給食を食べ始めると、虫垂炎にかかるようになりました。アフリカで現在虫垂炎になる人は、高等教育を受けて、欧米式の食生活を取り入れている人たちです。

バーキットは「学生には、アフリカ人の患者にどのような症状があっても、英語が話せない限り、虫垂炎とは決して診断しないように、とよく教えていました。アフリカでは、英語を話せるかどうかが、現代西洋文化と接触しているかどうかの指標です」と言っています。

食物繊維が効果的な疾患・症状

肥満	過敏性腸症候群	低血糖
便秘・下痢	大腸炎	糖尿病
痔	クローン病	大腸がん
虫垂炎	胸焼け	乳がん
大腸憩室症	心臓病	前立腺がん
静脈瘤	脳卒中	卵巣がん
食道裂孔ヘルニア	脂質異常症	カンジダ症
胆石	高血圧	うつ病

食道裂孔ヘルニアは、胃が腹腔部から胸腔部に入り込んでいる症状です。便秘になった大便を排出するのを助けるために、腹壁筋が収縮し、腹部の圧力が高まって、その結果、胃の上部が腹部から胸腔に押し上げられます。一般的な症状は胸焼けです。頻繁に胸焼けが起こるのは、腹圧が過剰であることを示しています。北米では、成人の4人に1人が食道裂孔ヘルニアを患っています。バーキットが報告した西アフリカにおける調査によれば、食道裂孔ヘルニアはケニアの患者1000人中1人、タンザニアでは700人中1人にすぎませんでした。

痔と静脈瘤も、便秘や過剰な腹圧によって起こります。米国人全体の約半分は痔になります。40歳以上の米国人女性の半分には静脈瘤があります。経済的に豊かな社会でよく見られるこれらの症状は、食物繊維の摂取量が多い世界の他の地域では、めったに見られません。パプアニューギニアで成人女性800人を対象にした調査では、小さな静脈瘤があった人が1人だけ発見されました。

胆石は、女性がなりやすい疾患の1つです。北米女性の約3人に1人は胆石を経験します。バーキットは、アフリカで胆石のある人をほとんど発見できませんでした。過剰な腹圧が原因の1つで、胆汁の流れが妨げられて、胆石の形成につながります。

食物繊維の仮説が提唱されて以来、食べものが消化管を通過するのにかかる時間は、以上のような多くの症状と関係していることが明らかになりました。食事に含まれる食物繊維が、肥満を含めた数々の健康障害の予防に関わっているのです。

便秘と腸の通過時間

ほとんどの人は、自分が便秘だと気づいていません。排便が2～3日に1度あれば問題ないと考えられています。

自分が便秘かどうか、どうしたらわかるでしょう。最善の方法は、消化の状態が極めて良好な、例えば高食物繊維食を食べていて、よい消化機能を持つアフリカ農村の人を比べてみることです。これらの人たちは、食べるたびに排便があります。1日3回食事をしている場合、1日3回排便があるはずです。一般的に、健康な成人は最低1～3回、やわらか過ぎない半固体の排便が毎日あるべきです。大便は硬くなくて、短時間で簡単に排泄できるはずです。そうでない場合は、食事で食物繊維をさらに摂取して、過剰な加工食品は減らす必要があります。

食事で食物繊維を増やす必要があるかどうかを判断する方法は、食べた物が腸を通過する時間の計測です。この時間を計るには、完全に消化されない生のトウモロコシなどを食べればよいだけです。トウモロコシに含まれるでんぷんは簡単に消化されますが、外皮は消化されないため、マーカーの役目を果たします。排便後に確認できます。

排泄物を注意深く見て、外皮が出てきたらメモを取ります。健康的な通過時間は、18～30時間で、これより長くても短くても駄目です。米国とヨーロッパの人々における腸の通過時間は、通常2～3日(48～60時間)です。トウモロコシの体内通過に30時間以上かかる場合、食事で摂取する食物繊維を増やす必要があります。

同様に、トウモロコシの外皮の通過時間が18時間未満であれば、やはり問題があるかもしれません。食べ物が消化管を通過する時間が早過ぎると、栄養素は適切に消化・吸収されず、栄養不足につながる可能性があります。この場合、食物繊維は通過時間を遅くする助けになります。したがって、食べ物が消化管を通過する時間が早過ぎても遅過ぎても、食物繊維を増やせば通過時間は適切になります。

食物繊維とがん

食物繊維はがん（特に大腸がん）に関係しています。食物繊維はほうきのような役割があり、消化管全体の掃除をしています。寄生虫、毒素、発がん性物質は、食物繊維とともに掃き出されて、体内から排出されます。このような洗浄作用は、がんを防ぐのに役立ちます。

米国では、大腸がんは肺がんに次いで死亡者が多いがんです。多くの研究から、高食物繊維食は大腸がん発症率を低くすることがわかっています。例えば、ヨーロッパ9カ国で40万人以上を対象とした調査では、食物繊維の摂取量が多い人たちは、大腸がん発症の確率が40％低かったことが明らかになっています。

食物繊維は水分を簡単に吸収します。また、有害な発がん性物質や毒素も吸収します。スウェーデンのルンド大学の研究者は、食事に含まれる食物繊維が発がん性の高いキノリンという物質を吸収することを発見しています。

また、食物繊維には、乳がん、前立腺がん、子宮がんの予防効果があることも研究によって示されています。その理由の1つは、エストロゲンというホルモンとの関係です。エストロゲンは、初期の乳がんや子宮がんの発生と増殖に関わっていて、肝臓がエストロゲンを収集して腸に送り、腸で血液に再び吸収されます。高食物繊維食はこの過程を抑制し、血液に再び戻るエストロゲンは減少します。なお、エストロゲンの抑制因子で、がんの予防に役立つプロゲステロンは、食物繊維の影響を受けずに減少もしません。

食物繊維が大腸がんを始めとしたがんを予防すると言われている最大の理由は、食べ物の腸の通過時間を短縮する点です。発がん性物質、ホルモン、毒素は消化管から速やかに取り除かれて体外に排出されれば、がんを引き起こす機会がありません。ココナッツの食物繊維は、発がん性物質を消化管から吸収して一掃するだけでなく、がんを誘発する症状を抑えるのにも寄与します。

食物繊維と腸の健康

善玉菌が私たちの健康に重要な理由の1つは、善玉菌が短鎖脂肪酸をつくるからです。短鎖脂肪酸は体と腸の健康には不可欠で、ココナッツオイルに含まれる中鎖脂肪酸と同じような特徴があります。短鎖脂肪酸にも抗微生物作用があります。病原菌を殺菌する力は中鎖脂肪酸ほど高くありませんが、腸における有害な細菌や真菌の制御に役立っています。もう1つの類似点は、特殊なホルモン(インスリン)や酵素(カルニチン)の助けなしで細胞膜を通過し、ミトコンドリアに入る能力です。よって、大腸の細胞に簡単に入り込み、そこで代謝の燃料として利用されます。

腸内の善玉菌の力は、摂取する食物繊維の量に左右されます。摂取量が多いほど善玉菌が活性化して短鎖脂肪酸をつくり、それによって大腸の健康が維持され、悪影響を及ぼす微生物は抑制されます。研究者は、大腸内の短鎖脂肪酸が極端に少ないと栄養不足につながり、炎症や出血の原因になり得ることを発見しました。短鎖脂肪酸を投与すると、それらの症状は解消されました(Harig, 1989)。

ココナッツの食物繊維も、腸内の善玉菌のエサになります。したがって、ココナッツはクローン病、過敏性腸症候群、大腸炎などの予防、解消に役立ちます。ココナッツマカロンを1日2個食べるだけで、それらの症状が緩和したと多くの人が報告しています。例えば雑誌の健康コラムには、次のような読者からの手紙が掲載されていました。

「20年以上前に、過敏性腸症候群と診断されました。検査では、原因はわかりませんでした。激しい腹痛を伴う下痢によって、トイレに行くまでに間に合わないことが1週間に何度かありました。身長は185cmで体重は約66・6kgしかなく、1日に5000キロカロリー食べても太れませんでした。下痢止めを毎日飲んでも、ほとんど役に立ちませんでした。10カ月前に、この健康コラムでクローン病の人がココナッツマカロンを1日に2個食べて治ったという話を読みました。私もやってみると、人生が変わりました！

この10カ月間に軽い下痢が数回あっただけで、痛みを伴うものはありませんでした。20年間の苦しみがマカロンを1日に2個食べ続けるだけで消えました。これより副作用が小さい薬は、1つもありません。体重は現在約81・5kgで安定していて、私の身長であれば理想的な数字です」

その後しばらくしてから、別の読者が次のような投稿をしました。

「私の犬は過敏性腸症候群と診断されて、薬を処方されていました。このコラムで、ココナッツマカロンで慢性的な下痢を治した話を読んでいたので、自分の犬にも与えてみようと思いました。ココナッツマカロンを1日2個あげるようにしたところ、犬は薬なしで元気になりました」

コラムの執筆者は、ココナッツだけ食べて同じような結果になった人から、手紙を何通か受け取り、ある男性はココナッツが含まれているチョコバーは、抗生物質が原因の下痢に役立ったと報告があったとも書いていました。1日にココナッツマカロンを2個、チョコバーを1個食べるだけで、過敏性腸症候群による痛みや不快感を止められる。なんて簡単な方法でしょう。個人的には、砂糖の入ったチョコバーを食べることはお勧めしません。最善は生のココナッツを食べることです。

食物繊維と体重の管理

食物繊維はカロリーがありません。どれほど食べても太る心配はないので、体重を気にしている人にとってはよいでしょう。

スポンジのように水分を吸収する食物繊維は、お腹を一杯にして、満腹感を得る助けになります。空腹になるまでの時間を延ばすこともでき、その結果、摂取する食べ物とカロリーは減少します。

また、カロリーが低い高食物繊維食品を食べると、高カロリー食品を締め出すことができます。これは太り過ぎの男性グループに、食べたい物をなんでも食べてもらうほかに、全粒粉パンを毎日12切れ食べるよう依頼した研究で実証されました。被験者の男性は、デザートでも脂身でも、普段食べている物であればなんでも食べられました。調査期間は3カ月で、終了時点で被験者の体重は平均約8・8 kg減っていました(Eyton, 1983)。

ココナッツをたくさん食べている年齢20~86歳の島民203人を対象としたある研究では、全員が食べ物をたくさん食べているのに、やせていることを研究者は指摘しています(Lindeberg, 1997)。食べたいだけ食べているのに太り過ぎの問題がないのは、ココナッツに食物繊維が豊富に含まれているためでした。

食物繊維と糖尿病

糖尿病や血糖値に問題がある人にとって、食物繊維は有効です。炭水化物を食べると、血糖値は上昇します。血液から細胞にブドウ糖を運ぶためには、インスリンが必要です。もし血糖値が上がり過ぎたり、高い水準が長時間続いたりすると、糖尿病を始め、さまざまな健康障害が起こる可能性があります。

糖尿病患者は、血糖値を制御しておくための十分なインスリンを体内でつくることができません。血糖値が急上昇すると危険なため、糖尿病患者は摂取する食べ物に注意を払い、血糖値をチェックして、必要に応じてインスリンを注射します。

食物繊維は、炭水化物をブドウ糖に分解する速度を遅らせることから、血糖値の調整に役立ちます。ケンタッキー大学のアンダーソン医師とレキシントン退役軍人管理局医療センターのガスタファソン医師は、晩年に糖尿病を発症した患者のうち3分の2は、高食物繊維食によってインスリン注射が不要になるまで改善したと報告しています。

糖尿病患者は、GI値が低い食べ物を食べる必要がありますが、糖分の多い他の食べ物に、ココナッツを加えることで、GI値を低下させることができます。トリニダードらは、これを実証した研究を行いました（Trinidad, 2003）。研究では、健康な人と糖尿病患者の両方に、糖分を含有している食べ物が与えられました。その食べ物の中のココナッツの量が多いほど、糖尿病患者と健康な人の血糖値の反応は似ていました。つまり、血糖値は急激に上昇しませんでした。

一方で、食べ物に含まれるココナッツの量を減らすと、糖尿病患者の血糖値は急激に上昇しました。この研究は、食べ物にココナッツを加えると食べ物のGI値が低下し、血糖値を正常範囲で保つことができることを示しています。

欧米の食べ物が輸入されるようになるまで、太平洋の島に住む人々の中に糖尿病患者はいませんでした。島民はココナッツ、甘い果実、でんぷん質が多い野菜をたくさん食べていましたが、食物繊維が少ない欧米の食習慣を取り入れるようになって、はじめて糖尿病患者が現れるようになりました。

太平洋に、ナウル島という外周わずか約20kmの小さな島があります。ナウル島の人々は、何百年間もココナッツを始めとした島で育つ食べ物を食べていました。その間、糖尿病患者はいませんでした。1952年に、お金になる大規模なリン鉱床が島で発見されました。その結果、島民は非常に豊かになり、人口1人当たりの所得は米国を上回るほどで、欧米の食べ物を輸入し始めました。まもなく、糖尿病、肥満、便秘、その他の疾患になる人々が現れ始めました。世界保健機関によれば、ナウル島の都市に住む成人人口の最大半分が糖尿病にかかっています。

食物繊維と心臓病

もし心臓病を予防したいと思っているのなら、食物繊維をたくさん摂取しましょう。多くの研究で、食物繊維が心筋梗塞や脳卒中を予防することがわかっています。

食物繊維が心臓を守ってくれる理由の1つは、心臓病関連のリスクファクターを減らしてくれるためです。オート麦のふすまなどに含まれている一部の食物繊維は、コレステロールの低下に役立ちます。血圧も、食物繊維の摂取量を増やすだけで下がります。

糖尿病も心臓病のリスクファクターです。糖尿病患者は、正常な人と比べてはるかに心臓病になりやすいのです。食物繊維は糖尿病の症状を緩和しますから、結果的に心臓病のリスクを引き下げます。

心筋梗塞や脳卒中の発症を避けたければ、ココナッツの果肉を食べましょう。コレステロール値に好影響を与えます。食物繊維を食事に加えると、総コレステロール、ＬＤＬコレステロール、トリグリセリド(中性脂肪）とリン脂質は大幅に低下します。これに対して、ＨＤＬコレステロールは増加します。したがって、心臓病のリスクが低下します。こうした効果は動物とヒトの研究、両方で確認されています。

また、ココナッツの果肉は、体の抗酸化力を改善することによって心臓を守ります。酸化ストレスを軽減させて、フリーラジカルから心臓や血管を守る抗酸化物質を活性化します。

寄生虫の駆除作用

食物繊維の豊富なココナッツの果肉の興味深い効能に、寄生虫の駆除作用があります。ココナッツの果肉を食べて、寄生虫を駆除するのはインドの伝統的な治療法です。

１９８４年、インドの研究者がこの伝統的な治療法の有効性を検証する調査を行いました。

インドのラジャスタン地方のサドリ村では、牛肉を生もしくは十分加熱せずに食べていました。サナダムシに感染していた村人50人が調査に参加しました。被験者に、生のココナッツ400g、または乾燥ココナッツ200gのどちらかと、エプソム塩（硫酸マグネシウム）を与えると、寄生虫が大量に排出されました。乾燥ココナッツの方が生のココナッツより効果が高く、12時間後にサナダムシの90％が排出されたと判断されました。生のココナッツを食べたグループでは、12時間後に排出されたサナダムシは60％に留まりました。

調査期間中に排出されたサナダムシの中には、長さが180cmを超えるものもありました。被験者の健康状態はその後、半年間観察され、3分の1に寄生虫は出てきませんでした。一部の人に再び寄生が起こった理由として、生もしくは十分加熱されていない肉を食べるというこの地域の食習慣が原因だろうと研究者は推測しました。

研究者は、サナダムシの治療でニクロサミド以外の薬品は、ココナッツほど効果がなかったと報告しました。しかし、ニクロサミドによってサナダムシは衰弱しても、それによって毒素が放出されて好ましくない副作用を起こす可能性があります。ココナッツの果肉は無害で、おいしくて、簡単に手に入り、比較的安く、副作用を起こさずにサナダムシを駆除できる治療法だと結論付けました（Chowhan,1985）。

ミネラルの吸収

食物繊維の含有量が多い食品は小麦、オート麦、亜麻仁などの穀物や種子です。これらの食品の食物繊維に関して、研究者が報告している1つの欠点は、消化管内でミネラル類と結合し、ミネラル類を体外に排出してしまうフィチン酸が含まれていることでした。フィチン酸と結合するミネラル類には、亜鉛、鉄、カルシウムなどがあります。消化器系の健康には、食物繊維が必要ですが、フィチン酸を含む食物繊維を摂取し過ぎると栄養面で問題が起こる可能性があります。

理想的な解決策は、食物繊維の摂取量を減らすのではなく、穀物や種子から摂取している食物繊維の一部を、体外にミネラル類を排出しない食物繊維に変えることです。それにはココナッツに含まれる食物繊維がよいでしょう。ココナッツはミネラルの排出を心配せずに食べることができます。

食物繊維の種類

食物繊維は水溶性と不溶性の2つに大きく分類することができます。

水溶性食物繊維は、一部が水に溶けます。ガム質、ペクチン、ゲル状物質で構成され、果実や野菜に豊富に含まれています。メリットは胆汁酸と結合して、体外に排出する点です。

胆汁酸の中心的な成分はコレステロールで、胆汁酸を取り除くと、体内に再吸収されるコレステロールが減少し、総コレステロール値の低下に役立ちます。また、水溶性食物繊維は、糖の消化と吸収の速度を下げて、血糖値を適切にします。

一方、不溶性食物繊維は水には溶けません。リグニン、セルロース、ヘミセルロースなどで構成され、穀物、木の実や豆に含まれています。小麦ふすまは大半が不溶性食物繊維です。大便をやわらかくして、腸の通過時間を調整します。

この2種類の食物繊維の効果は大きく違っています。水溶性食物繊維と不溶性食物繊維はいずれも健康に不可欠で、大半の植物性食品はこの両方を持っています。不溶性食物繊維の方が腸の通過時間に大きく影響するため、健康面の効果という点ではより重要と考えられています。

多くの研究で、不溶性食物繊維の含有量が多い小麦ふすまの方が、主に水溶性食物繊維から成る果物や野菜の食物繊維より優れていることが明らかになっています。不溶性食物繊維は、がん、心臓病、糖尿病、クローン病などの疾患から体を守る際に、中心的な役割を果たしています。

小麦ふすまと同様、ココナッツも主に不溶性食物繊維でできています。ココナッツの食物繊維は約93％が不溶性、7％が水溶性です。水溶性食物繊維の割合は低いものの、大量に含んでおり、その量は小麦や米よりも多くなっています。また、小麦ふすまよりも不溶性食物繊維の割合が高く、食物繊維と関係した健康障害から体を守る効果が高い可能性があります。

ココナッツフラワーと食物繊維

生のココナッツもしくは乾燥ココナッツを食べたり、レシピにココナッツを加えることで、ココナッツの食物繊維の恩恵が得られます。ココナッツを使ったクッキー、ケーキ、パイは多くの人にお馴染みなため、ココナッツはお菓子によく使われるという印象を持っているかもしれません。しかし、ココナッツの食物繊維の恩恵を得るために、必ずしも甘い物を食べる必要は決してありません。食物繊維の摂取量を増やすよい方法は、ココナッツフラワーを食べることです。

ココナッツフラワーは、ココナッツの果肉からつくられます。乾燥させて脱脂し、細かく挽いた小麦粉のような粉です。他の粉と同様に、パン、マフィン、クッキーなどをつくる際に利用できます。調理での問題点は、多くの穀類に含まれているグルテン（タンパク質の一種）が含まれていないことです。オーブンで焼く食べ物にとってグルテンは重要で、生地に粘り気を出し、パンを軽く、やわらかくします。グルテンが含まれていない粉でつくったパンは密度が高く、硬いことがよくあります。しかし、グルテンアレルギーの場合、グルテン

主な穀粉等の食物繊維含有量

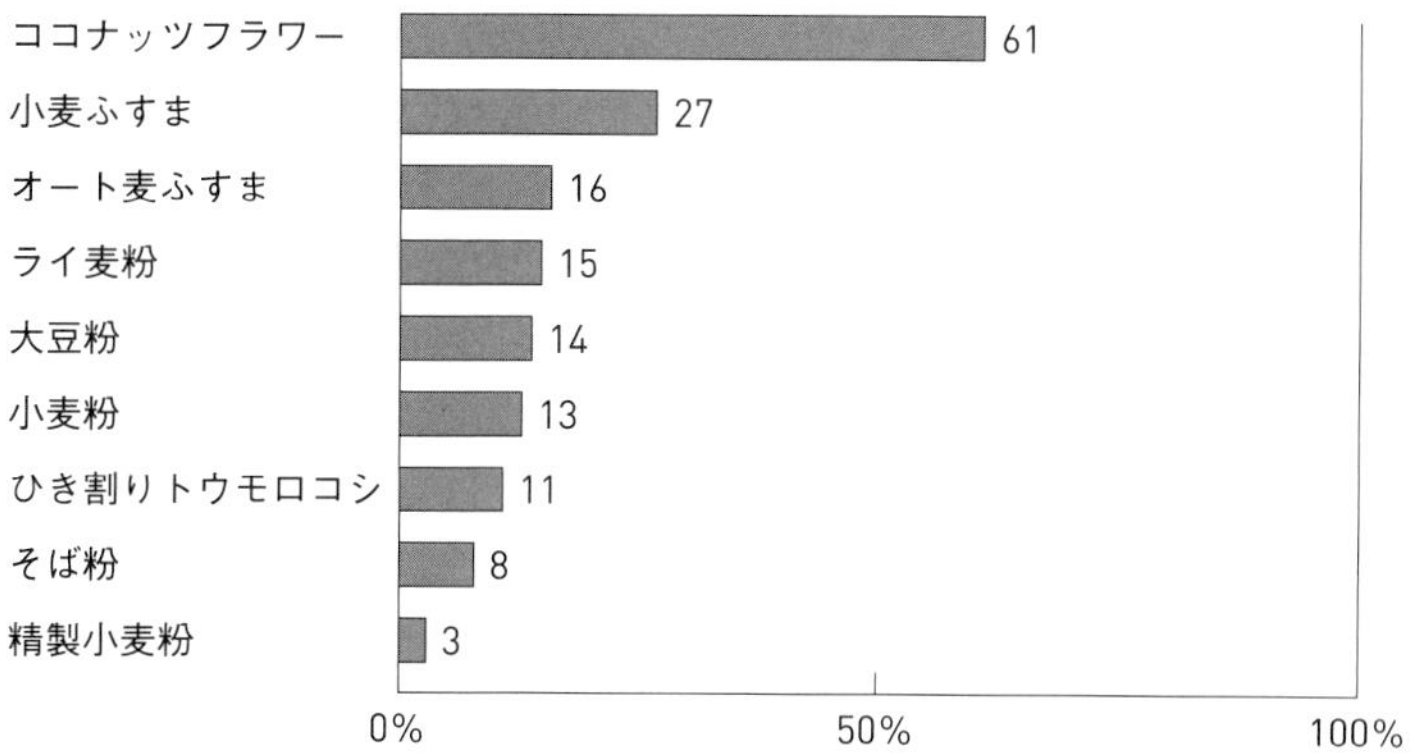

ココナッツフラワーは、他の粉と比べて食物繊維が多く含まれています。61%が食物繊維で、残り39%は水分、タンパク質、脂質、炭水化物です。

が入っていないことがメリットになるでしょう。

ココナッツフラワーは他の粉より食物繊維がはるかに多く、大豆粉の約4倍です。消化されやすい炭水化物は少なく、グルテンは含まないものの、タンパク質は精製小麦粉、ライ麦粉、ひき割りトウモロコシよりも多く含み、ほぼそば粉や全粒粉並みです。

一般的なパンのレシピでは、小麦粉や他の粉のすべてをココナッツフラワーに代替すると、パンをつくるのが難しくなります。小麦粉、ライ麦粉、オート麦粉などを混ぜる必要があります。小麦粉の最大25%をココナッツフラワーに置き換えると、パンを簡単につくることができます。それでも食物繊維の含有量は大幅に増加します。

不溶性食物繊維を多く含んでいるココナッツフラワーは、他の粉よりも水分を多く吸収します。一般的なパンのレシピでココナッツフラワーを使うと、パンはかなり乾燥してしまう可能性があります。これを避けるために、同量の水を加える必要があり、もしココナッツフラワーを2分の1カップ使う場合は、レシピより水を2分の1カップ多く加えます。

例えば、レシピに小麦粉1カップ、水1カップと書かれていたら、小麦粉を4分の3カップに減らして、ココナッツフラワーを4分の1カップ（25%）加え、水も4分の1カップ増やす必要があります(水は合計1・25カップ)。水分が十分かどうか判断するには、生地を確認することです。乾き過ぎているようであれば、水分をもう少し加えましょう。

ココナッツフラワーの特徴は、小麦粉とは非常に違っています。そのため、前述したように小麦粉のパンのレシピを、小麦粉の代わりにココナッツフラワーだけでつくることは困難です。しかし、正しい方法によって、ココナッツフラワーだけでおいしいパン、マフィン、ケーキ、クッキーなどができます。できあがるものはあらゆる点で、小麦粉と同様かそれ以上においしくなります。小麦粉アレルギーの人にとってココナッツフラワーは、理想的な代替品になります。ココナッツフラワーだけでつくるレシピは、私の著書、『Cooking with Coconut Flour』（ココナッツフラワーを使った料理）で紹介しています。

ココナッツの食物繊維を摂取する別の方法に、ココナッツの食物繊維が入ったサプリメントがあります。飲み物、スムージー、スープ、ホットシリアルなどに大さじ1〜2杯入れるだけです。これは食生活を大きく変えることなく、日常の食事に食物繊維を加える簡単な方法です。

前述のバーキット医師は、1日40gの食物繊維の摂取を推奨しています。1日に食物繊維を35〜40g食べられれば理想的ですが、食物繊維摂取量をわずかに増やすだけでも効果があります。1日に大さじ2〜3杯のココナッツフラワーを食事に加えるだけで、十分効果があります。

●ココナッツウォーター

命の水

インドのアーユルヴェーダ医療では、「ココナッツウォーターは甘く、精液を増やし、消化を促進し、尿路を浄化する」と言われています。ココナッツジュースとも呼ばれるココナッツウォーターは、ココナッツの実の内部にある液体です。この液体はココナッツミルクと同じではありません。ココナッツミルクは全くの別物であり、これについては後ほど詳しく述べます。

ココナッツウォーターは比較的透明な、ミルクというより、水に似た液体です。味は非常に甘くておいしく、アジア・太平洋諸島に住む人々が大好きな飲み物です。天然の糖質に加え、さまざまなビタミン、ミネラルを豊富に含んでいます。カリウム、カルシウム、マグネシウムが多く、ナトリウム、糖質、タンパク質を適度に含み、脂肪はほとんどありません。ミネラルの含有量がほぼ一定であるのに対し、糖質とタンパク質は実が熟すにつれて増加します。

ココヤシは熱帯地域全般に豊富に生育しており、どんな小さな島でも、生い茂ったココヤシが至るところで実を落としています。のどが渇いたら、手近にあるココナッツに手を伸ばせはいいだけです。

小さな島では、飲料に適する水はココナッツウォーターだけというところも多く、人々はこの水で命をつないできました。そのため、ココナッツウォーターは「命の水」とも呼ばれています。

樹液としてのココナッツウォーターは、ココヤシの血液です。ココナッツウォーターの電解質組成は、人体の血漿《けっしょう》に似ているため、医療では静脈注射用の溶液として使われてきました。質のよいココナッツから直に抽出したものなら、細菌や寄生虫の心配はありません。熱帯地域で働く医師たちは、よく静脈注射にココナッツウォーターを使いました。静脈注射溶液が不足しがちだった、第二次世界大戦やベトナム戦争時においても用いられました。

ココナッツウォーターを静脈注射に使用することに関する最近の研究では、ココナッツウォーターが市販の溶液に劣らないことが示されています。ココナッツウォーターは赤血球に悪影響を与えず、非アレルギー性で、人体が受け入れやすいため、特にカリウム欠乏症の患者の水分補給などに安全で有用だと考えられています。一部の疾患の患者に対しては、ココナッツウォーターには一般の電解質溶液とほぼ同様の効果が認められています。体重の4分の1から3分の1のココナッツウォーターを静脈から注入しても、合併症を起こす恐れがないことを示す研究もあります。

ココナッツウォーターは経口補水液としても推奨されています。多くの発展途上国において下痢は大きな健康問題であり、毎年約５００万人の子供が命を落としていますが、熱帯地方でココナッツウォーターは効果を発揮しています。アスリートやスポーツ愛好家は発汗によって失われる電解質を補うために、ココナッツウォーターを使っています。一般的なスポーツドリンクと同等、あるいはそれ以上の効果があるココナッツウォーターは、天然のスポーツドリンクなのです。

ココナッツウォーターの味は、ココナッツの成熟度によって変わります。味、質ともに最もよいとされているのはヤングココナッツで、熟したココナッツも悪くはありませんが、かなり劣ります。

残念ながら、ココナッツが生育する地域以外でヤングココナッツを入手するのは難しいでしょう。けれども、今では多くの地域で、瓶や紙パック入りのココナッツウォーターが販売されています。

泌尿器系と生殖器系

昔から、ココナッツウォーターには泌尿器系および生殖器系の治療効果があることが知られており、性的能力を増進することが報告されています。

研究によって、ココナッツウォーターは腎臓結石に非常に有効なことがわかっています。フィリピンの泌尿器科医、エウジェニオ・マカララグ博士は、腎臓結石や尿道結石の患者に、ココナッツウォーターが効果的であると述べています。彼の患者は、定期的にココナッツウォーターを経口摂取したところ、透析をやめることができました。マカララグ博士は、腎臓に直接ココナッツウォーターを注入して、患者の治療に成功したことも報告しており、彼はこの治療法をブコリシスと呼んでいます。

ブコリシスでは、結石がある場所まで入れた尿道カテーテルを通じて、ココナッツウォーターを注入します。マカララグ博士の報告によれば、これによって結石は日増しにどんどん小さくなり、手術をせずに排出することができました。週2〜3回の経口摂取でも、結石が短期間でかなり小さくなることが観察されています。結石が再発してブコリシスの治療を受けた1670人のうち、10年間に結石が再発した患者はわずか13%で、結石は小さく容易に排出することができました。

ココナッツウォーターは天然の利尿剤であり、尿の量が増えるため、尿が薄くなって結石ができにくくなり、すでにある結石は排出しやすくなります。また膀胱感染症の予防にも役立ちます。ココナッツウォーターによる治療が非常に有効なため、腎臓結石の患者は、高額な医療措置を受けずに済むのです。フィリピンでは「1日1個のココナッツで、泌尿器科の医者はいらない」と言われています。

ココナッツウォーターは尿路を浄化するだけでなく、生殖器官を活性化します。特に、ヤングココナッツウォーターは性欲を増進すると言われています。ココナッツウォーターを飲めば、もうバイアグラに頼る必要はありません。ココナッツウォーターが若さとたくましさを保ってくれます。

効果は男性だけに限らず、60代半ばの女性も、ヤングココナッツウォーターを飲んだ後は性欲が増したと報告しています。ヤングココナッツウォーターがいちばんで、熟したココナッツウォーターにはそれほどの効果はありません。

緑内障

ココナッツウォーターは緑内障にも効果があります。緑内障は、眼球内の液体の圧力が異常に高まり、毛細血管や視神経にダメージを与えることが原因で起こります。治療を受けないと失明することもありますが、緑内障を治すことは難しく、ほとんど悪化を防ぐことしかできません。

緑内障の治療では、眼圧を下げてコントロールするため、定期的に目薬を使う必要があり

ココナッツウォーターの特性

- 腸の疾患を持つ幼児の健康問題を軽減する
- 経口補水液として効果的である
- 成長を促進する性質を持つ有機化合物を含んでいる
- 体を冷やす
- 局所的に使用すると、あせもや炎症性の腫れ物を防ぎ、天然痘、麻疹などをやわらげる
- 腸内の寄生虫を駆除する
- 塩分のある液体胚乳のため、コレラの症状に効果がある
- 尿路感染症を抑える
- 高齢者や病人にとって非常に優れた強壮剤である
- 栄養不良の改善
- 利尿作用
- 腎臓結石、尿道結石に効果的である
- 静脈注射用の溶液として有効
- 血漿の優れた代用品で、体が受け入れやすい
- 鉱毒の症状がある場合、尿路を消毒する

ます。ココナッツウォーターには、眼圧を大幅に低下させる効果があることが証明されています。ココナッツウォーターは目にはささず、経口で摂取します。効果は2時間半ほど持続します。

さらに、ココナッツウォーターは抗酸化物質として働くため、フリーラジカルに効果があり、亜硝酸による酸化作用から、血中のヘモグロビンを保護します。これらの効果は、新鮮なココナッツウォーターを使ったときに最も高く、加熱や加工によって効果は著しく低下します。

白内障の治療にも、昔からココナッツウォーターが使われてきました。目にココナッツウォーターを数滴たらし、温かく湿ったタオルで目を覆い、10分ほど横になります。私はこの方法が成功した例を知っていますが、おそらくココナッツウォーターの抗酸化作用が関係しているのでしょう。白内障は酸化が原因で起こるからです

ココナッツウォーターで注意したいことは、飲み過ぎるとお腹がゆるくなるということです。便秘の人には、たくさんココナッツウォーターを飲めば効果があるでしょう。便秘ではない人は、腸の許容性に応じて飲む必要があります。腸の許容性とは、軟便にならない最大の摂取量のことで、個人差があります。

●ココナッツミルク

ココナッツミルクは、生のココナッツの実の中にある自然の液体ではなく、果肉から搾り出したジュースからつくられたものです。味、見た目、栄養分ともにココナッツウォーターとはかなり違います。

ココナッツウォーターには脂質やタンパク質がほとんど含まれていませんが、ココナッツミルクはこれらを豊富に含んでいます。濃厚でクリーミーな食感があり、色は真っ白で、牛乳のように見えます。加工過程で使用する水の量にもよりますが、ココナッツミルクの脂質含有量は約17～24%です。脂肪分が高いものはココナッツクリームと呼ばれることも多く、生クリームのように濃厚です。

ココナッツウォーターとココナッツミルクのもう1つの違いは、糖質の含有量です。ココナッツウォーターは甘いですが、ココナッツミルクは甘くありません。ココナッツミルクには糖質がほとんど含まれておらず、牛乳よりも含有量は少ないのです。炭水化物の含有量が少ないため、ココナッツミルクは低炭水化物ダイエットに最適です。ココナッツミルクはアジア諸国、特にタイやフィリピンなどで人気があり、一部の地域ではほぼすべての食事に使っています。

現在は、さまざまなココナッツミルク製品が売られています。米国では、４００mL入りの缶で売られている場合が多いですが、もっと大きい缶や箱でも手に入ります。通常、ココナッツミルクは約17％、ココナッツクリームは21～24％程度の脂肪分を含んでいます。水で脂質を薄め、脂肪分が14％以下のものは、「低脂肪」あるいはライトココナッツミルクと呼んでいます。濃厚さを保つために、グアーガムなどの増粘剤が加えられることもあります。

ココナッツオイルの含有量が少ないため、私は低脂肪ココナッツミルクは避けるようにしています。ココナッツミルクを食べる1つの理由は脂肪の効果にあるため、低脂肪製品は好みません。脂肪が多いほどよいというのが私の考えです。

ココナッツオイルの源

ココナッツミルクはココナッツオイルと同じ健康効果があり、多くの場合、ココナッツオイルと同じように局所的に使うことができます。例えば、肌の切り傷、やけど、日焼けに塗ると効果があります。また、頭皮や髪にすり込むとフケが減って、艶やかで美しくなります。肌をやわらかくすべすべとした状態に保ち、シワをなくすとも報告されています。

発酵ココナッツミルクは、シラミの駆除に用いられます。食べると、のどの痛みや胃潰瘍に効くともいわれています。ココナッツオイルが効く症状は、ココナッツミルクでも治すことができます。

ココナッツオイルよりココナッツミルクが優れている点は、果肉からの抽出が比較的簡単で、用途が広く、調理で利用しやすいことです。濃厚でクリーミーな食感と、かすかなココナッツの風味が特徴のココナッツミルクは、牛乳と同じように使えます。牛乳と同じで甘くないため、スープ、チャウダー、シチュー、カレー、ソース、デザートなど、さまざまな料理に使えます。そのまま飲んでもよく、スムージーに加えることもできます。

乳製品を除いた食事

乳製品を使えない、あるいは使いたくない人にとって、ココナッツミルクは健康的な代用品です。乳製品のアレルギーがある人は珍しくありません。ベジタリアン、低温殺菌、均質化などの食品加工を嫌って、乳製品を食べない人もいます。また、ローフードを好む人たちも、加熱加工されている乳製品を食べません。理由はどうであれ、これらの人々もココナッツミルクを食べて、乳製品のような味を楽しむことができます。

ほぼすべての食べ物がアレルギーの原因になり得ますが、ココナッツに対してアレルギー反応を示す人はごくわずかです。ココナッツは低刺激性で、アレルギーに悩む人に食事の栄養素を補うために推奨されています。

食物アレルギーの60％以上は、乳製品とナッツ類によるものと言われていて、約40％は、クルミ、ピーカン、アーモンドなどのナッツによるものです。しかし、ナッツにアレルギーがある人の大半には、ココナッツへのアレルギー反応は認められません。ナッツアレルギーの人がココナッツアレルギーである確率は極めて低く、世界で2例しか報告されていません（Teuber, 1999）。したがって、食物アレルギー、特にナッツアレルギーの人でも、安心してココナッツやココナッツミルクを食べることができます。

ココナッツの発酵食品

世界では、古くから発酵による食品保存法が用いられています。牛、羊、山羊、ヤク、らくだなどの生乳は、細菌で発酵させて保存します。特定の地域で好まれていた発酵食品は、人々が移動するにつれて、世界中に広まりました。

最も知られている発酵乳はヨーグルトでしょう。ヨーグルトの語源はトルコ語です。ヨーグルトは東欧と西アジアの遊牧民がつくり出したと考えられており、何世紀にもわたって中東地域では欠かせない食べ物となっています。

発酵乳にはいろいろな種類があり、発酵に使用される微生物のタイプによって、味も食感もさまざまです。発酵に関わる細菌には、多くの種類があります。例えば、ケフィアは約50種類の微生物を含んでいます。空気によって運ばれる微生物は、地域によって、また季節によっても違うため、同じ土地でつくられた発酵乳でも味と品質に差が出てきます。いつも同じ品質のものをつくるのは非常に難しく、自然に左右されていました。質のよいものができたときにそれを保存し、次につくるときにその一部を使うようにしていました。

南ロシアのコーカサス山脈地方のケフィア、北欧のフィールミョルク、フィリピンのナタデココなど、各地域で独自の発酵食品が発達しました。発酵食品に対する関心が特に高まったのは、1920年にロシアの研究者イリヤ・メチニコフが、ヨーグルトをふんだんに含んだ食事をしているブルガリアの農民が、非常に健康で長寿であると報告したことがきっかけです。

ナタデココはココナッツウォーター、ときにはココナッツミルクからつくられる発酵食品です。ココナッツ農家は家でナタデココをつくり、デザートとして食べています。ヨーグルトなど、他の発酵乳と同じく、砂糖と果物を加えて食べますが、ヨーグルトとは大きな違いがあります。ナタデココには独特な風味と歯ごたえがあります。食物繊維を多く含んでおり、ぷちぷちした食感が楽しめます。高食物繊維、低カロリーなため、フィリピンでは健康食品と考えられています。

ほとんどカロリーがないので、お腹いっぱい食べても太りません。また、消化器疾患や結腸がんを防ぎ、傷の手当てに使われているとの報告もあります。フィリピンが発祥地ですが、ナタデココは日本を始めとするアジア諸国で人気があります。

近年は、コーカサス山脈地方で昔から食べられているケフィアと、熱帯地方でとれるココナッツを組み合わせた新たな発酵食品、ケフィアココナッツミルクとケフィアココナッツウォーターも人気を得ています。

発酵乳の健康効果は、発酵過程で用いられる微生物によるものです。この友好的な細菌は、私たちの腸管に棲んでいるものとほとんど同じです。代表的なものは、乳酸菌とビフィズス菌で、この2つの善玉菌は見張り役として、常に悪玉菌から体を守り、病原菌の攻撃を防ぐ役割があります。細胞を損傷から守るだけでなく、悪玉菌の増殖も防ぎます。

例えば、乳酸菌は食中毒、尿路感染症、毒素性ショック症候群などを引き起こす黄色ブドウ球菌の増殖を防ぎます。黄色ブドウ球菌に感染した傷は、乳酸菌によって治りが早まることがわかっています。乳酸菌によって悪玉菌が死ぬわけではないものの、増殖が止まり、感染への抵抗力が高まります。

英国の医学誌に掲載されたある論文は、ヨーグルトに含まれる乳酸菌などの善玉菌を妊娠中の女性に与えると、生まれてくる子供が喘息にかかりにくくなると報告しています。また発酵乳に含まれる善玉菌は、腸管にがんを形成する酵素の活動を阻害する化合物を生成し、結腸がんや直腸がんから体を守ります。腸管だけにとどまらず、善玉菌は他のがんのリスクも低減させます。複数の研究が、発酵乳製品を食べることによって、乳がんのリスクが低下すると報告しています。

善玉菌はビタミンB6、B12、K、ナイアシン、葉酸など、健康に必要なビタミンを生成します。腸の状態が悪くなると、こうしたビタミンの生成量が少なくなります。バランスのとれた食事をしていればそれほど問題はありませんが、貧しい食生活をしていると重要な栄養素が不足し、栄養不良に陥ります。腸内環境は、自然界のエコシステムに似ています。エコシステムを構成する1つの要素のバランスが崩れると、すべてに影響が及びます。食べ物は腸内環境の土台なのです。

7

健康で、美しく、幸せになる方法

本章では、健康を増進し、病気を予防するココナッツの使用法、例えばココナッツを体に塗ったり、食べたりする方法を紹介します。ポール・ソスが言ったように、ココナッツはあなたを健康で、美しく、そして幸せにします。

次に紹介するポピ・ラウディコの体験は、ココナッツオイルで人生が変わることを示しています。彼女は本当に健康で、美しく、そして幸せになったと実感したのです。

すばらしいことが人生に起こると心から信じていれば、いつかそれは必ず実現すると思っていました。私の人生を変えた1つの出来事は、太極拳を一緒に習っていたある友人に、ココナッツオイルを試してみないか、と勧められたことです。ココナッツオイルにはどんな効果があるの、と尋ねると、肌によく効き、全身に塗る他に、飲むだけでよいということでした。

私は埃や食べ物のアレルギーによって、皮膚疾患にずっと悩まされてきました。本当にひどかったので、見かねた友人が皮膚科専門医を紹介してくれることもありました。当時、浴室にはすぐに使えるように薬剤があふれかえっていました。

初めて全身にココナッツオイルを塗ったときから、本当に気に入りました。かすかによい匂いのするこのオイルが、私を救ってくれることに、直感的に気づいたのでしょう。ココナッツオイルを塗り始めてから、1カ月後には肌がきれいになったと、誰もが言ってくれました。

皮膚科医を訪れると、私の肌は赤ちゃんのようだと言われました。それまで、そんなことは言われたことがありませんでした。医師たちは、私が何のオイルを使っているのか知りたいと言いました。さまざまな皮膚疾患を治療してきた医師も、私の肌に驚いたのです。

ココナッツオイルは、私の体を内からも外からもきれいにし、アレルギー物質に対する抵抗力を高めてくれました。ココナッツオイルを飲み始めてから、アレルギー治療薬は使っていません。肌の輝きは体の中から出てきているのです。ココナッツオイルのおかげで、太陽の光を思いっきり浴びても、私の頬は輝きを保っています。本当にすばらしいです。

アレルギーの症状は跡形もなく消えました。以前の私を知らない友人たちは、私がどれだけアレルギーに悩んだか信じませんし、昔からの友人は本当に変わったと言ってくれます。私はこのシンプルですばらしい自然からの贈り物の効果を人々に伝えており、今後も活動を続けるつもりです。――ポピ・ラウディコ

塗り薬としてのココナッツオイル

毎年、私は裏庭に植物を植えています。ある年の夏、強い日差しの下で何時間も作業をしていると、腕や首が日焼けしていると感じました。ガーデニングに夢中だったので、そのまま作業を続けました。ようやく家の中に入ると、日にさらされた肌は真っ赤で、ひどい痛みがありました。シャワーを浴びると肌がひりひりして、2日間ぐらいは痛みが続くと思いました。前にもよくあったことですが、肌はひどくむけてしまいました。

シャワーの後も痛みがひどかったので、肌に潤いを与え、痛みをやわらげるためにココナッツオイルを少しすり込みました。すると30分もしないうちに痛みは消え去り、赤みも目立たなくなりました。信じられませんでした。ココナッツオイルにこれほどの効果があるとは期待していなかったのです。肌が乾燥し、症状がひどくならないように塗っただけだったのですから。

日焼けを治せるなら、外に出る前に塗ったらどうかと思いました。翌週、肌にココナッツオイルをたっぷりと塗り、強い日差しの中で6時間も庭仕事をしました。いつもはこれだけ長く外にいるとひどい日焼けになるのですが、このときは全く痛みを感じませんでした。肌はいつものように赤くなるのではなく、かすかに日焼けしているだけでした。本当に驚きました。

ただし、1カ所だけ、毛が薄い頭のてっぺんが日焼けしていました。帽子をかぶっていたので頭皮にオイルを塗る必要はないと思っていたのですが、日光は帽子の小さな編み目を貫いて頭皮を焼いたのです。数日すると、以前日焼けしたときと同じように、頭皮がはげ落ちてきました。一方で、強い日差しにさらされた首と腕の皮膚に痛みはなく、はげ落ちることもありませんでした。

私は、熱帯地方の島の住民が毎朝、ココナッツオイルを肌に塗る理由がわかりました。昔から彼らは、ほとんど衣服を身に着けず、灼熱の太陽に毎日さらされています。彼らはココナッツオイルで激しい日光から体を守っていて、肌はなめらかで美しく、皮膚がんになることはほとんどありません。

熱帯地方の島の伝統的な治療法に、やけど、切り傷、打ち身、ねんざ、虫刺されなどの怪我をしたら、患部にココナッツオイルを塗るというものがあります。怪我だけでなく、ほとんどの皮膚疾患はココナッツオイルで治ります。ニキビを消し、ふきでものを治し、水虫の原因菌を倒します。また、ココナッツオイルで毎日マッサージすると、加齢によるシミやシワも目立たなくなります。

ココナッツオイルに治せない皮膚疾患はないと私は思っています。ある日の午後、庭で枯れ木やごみを片付けていると、たくさんの蜘蛛の巣を見つけました。夜になって、蜘蛛に腕を噛まれたことに気づきました。噛まれた箇所はとてもかゆく腫れあがっていましたが、ココナッツオイルで腕をマッサージすると、すぐにかゆみはなくなり、腫れもひきました。2日後、背中にも蜘蛛に噛まれた傷が多くあり、ひどいかゆみを感じました。背中の傷は腫れて炎症を起こしているのに、ココナッツオイルを塗った腕の傷は、ほとんど目立たないことに気づきました。背中にココナッツオイルをすり込むと、かゆみと炎症はすぐに消えました。

健康に悪いと聞かされてきたため、ココナッツオイルを食べることを躊躇《ちゅうちょ》する人々もいます。私はココナッツオイルの効果を体験するためには、食べる必要はなく、肌に塗るだけで十分と説明しています。肌に塗ることは、ほとんどの人が抵抗感なく受け入れます。定期的に肌にココナッツオイルを塗ると、変化を実感できます。

「皮膚炎とニキビ」

朝、湿疹の出ている手に少しすり込むようにしたら、数日後には湿疹が消えました。皮膚のかゆみ、水ぶくれもなくなりました。——キャシー

私の妹は以前から、ふくらはぎにできた湿疹に悩まされていました。医師はふくらはぎにステロイド注射を打ったり、ステロイドの塗り薬を使ったりしましたが、ほとんど効果はありませんでした。最近、妹と一緒に旅行に出かけたとき、脚にココナッツオイルをすり込んであげると、翌日には症状が驚くほどよくなったのです。肌はなめらかになり、肌の色も改善しました。妹は驚いていましたが、ココナッツオイルの効果を知っている私は、意外ではありませんでした。——シャロン

17歳になる孫は、ニキビ治療の処方薬を3、4年使っていましたが、ほとんど効果はありませんでした。6週間ほど前、バージンココナッツオイルを与えて顔につけるように言ったところ、ニキビはきれいに消えました。現在は普通の石けんで洗顔しています。——ジェームズ

肌と髪にココナッツオイルを使い始めましたが、すぐに効果が出て驚いています。髪は前よりずっとやわらかく、艶やかになりました。また、寝る前に少しココナッツオイルを塗った息子は、次の日の朝にはあごにある小さなニキビが消えていたと、とても喜んで報告してくれました。——ゲイル

日々のスキンケア

太平洋諸島の住民には、毎朝全身にココナッツオイルを塗るという習慣があります。ココナッツオイルが熱帯の強い日差しから体を守り、肌をなめらかにすることを彼らは知っているのです。ココナッツオイルを毎日塗ると、肌と皮下組織が強くなり、怪我をしにくくなります。また、病気の原因となる細菌の侵入も防ぎます。

皮膚の重要な役割の1つは、病原菌や寄生虫などの侵入を防ぐバリアとなることです。人体から分泌される皮脂や汗は、多くの病原菌が生存しにくい環境をつくり上げます。

体の天然オイルである皮脂は、ココナッツオイルと同じく、中鎖脂肪酸トリグリセリドを含んでいます。一部の皮膚常在菌は、皮脂のグリセリンを食べ、脂肪酸はそのまま残します。このプロセスにおいて、常在菌は皮脂に含まれる中鎖脂肪酸トリグリセリドを、抗微生物作用のある中鎖脂肪酸に変えます。私たちの体は、常在菌の生成する中鎖脂肪酸の薄い保護層に覆われています。中鎖脂肪酸はその名が示す通り酸性で、酸性の保護層をつくります。

中鎖脂肪酸トリグリセリドに抗微生物作用がない点は、理解しておく必要があります。中鎖脂肪酸トリグリセリドが分解され、中鎖脂肪酸に変わると、初めて抗微生物作用が活性化するのです。生のココナッツが腐って、カビだらけになるのはこのためです。したがって、皮膚にココナッツオイルを塗っても、すぐに細菌が死ぬわけではありません。抗微生物作用を活性化するためには、消化酵素あるいは皮膚の常在菌によって中鎖脂肪酸に変える必要があります。

皮肉なことに、お風呂に入って石けんで洗うたびに、皮膚が持っている保護層は洗い流されてしまいます。入浴後はすっきりしますが、酸性の保護層が取り除かれているため、体は非常に感染しやすい状態にあるのです。ココナッツオイルを薄く塗ると、すぐに体の保護層を回復することができます。

体を完全に保護するためには、足の裏から頭のてっぺんまで、全身にココナッツオイルを塗る必要がありますが、小さじ1杯程度の量で十分です。ザラザラしている、乾燥している、ゴツゴツしている、傷ついている、変色しているといった部分に、オイルを塗ってマッサージし、皮膚にしみ込ませます。オイルをさっと塗るのではなく、すり込むかマッサージして、肌に浸透させせると非常に効果的です。

大量のオイルは使わないでください。オイルが表面にたまり、衣服についてしまいます。10分くらい後に、皮膚が完全に吸い込む程度が適量です。必要であれば、1時間ほど経ってからもう一度塗ります。

顔にココナッツオイルを塗ることを恐れる必要はありません。つけ過ぎなければ、べたつくことはありません。むしろ顔色や見た目がよくなります。極端な乾燥肌には何回か塗る必要があるでしょう。塗った後に脂っぽくなる市販のクリームと、ココナッツオイルは別物です。肌がパサパサになるのを防ぎたいために、脂っぽい状態を好むひどい乾燥肌の人もいますが、市販のクリームやローションは、肌の回復にはまったく効果がありません。肌は一時的によくなるだけです。また、加齢とともに肌の状態は悪化していきます。一方、ココナッツオイルを使い続けると、時間の経過とともに肌の状態は改善していきます。

ココナッツオイルは肌に若々しい輝きを与え、その効果は、特に顔に出てきます。ココナッツオイルによって、余計な角質層を取り除き、なめらかな肌と若々しく健康な顔色を取り戻すことができます。

マッサージオイル

ココナッツオイルは、最も優れたマッサージオイルです。肌の健康と見た目をよくし、張りつめて痛んでいる筋肉をほぐします。また、他のオイルと違って染色することがなく、シーツを汚さないためマッサージ師にとっては好都合です。大量に使うとシーツにシミがつきますが、他のオイルほどではありません。

純粋なココナッツオイルは、すぐ肌に吸収されてしまうため、多くのマッサージ師はアーモンドオイルなど、良質の一価不飽和脂肪酸を含むオイルを、ココナッツオイル2に対し1

の割合で混ぜて使っています。そうすると、オイルのなめらかさが増し、マッサージの際に手が滑りやすくなります。

マッサージオイルは、健康によいものを慎重に選ぶことが重要です。口に入れられないオイルを肌に使うことは避けるべきです。

……［マッサージ］

数カ月前、全身のマッサージに使うオイルをココナッツオイルに切り替えると、女性患者に対する効果が非常に高いことがわかりました。一様に肌の色艶がよくなり、見違えるほどよくなったとおっしゃいました。ある女性の場合、背部にあった小さな腫れ物とかさぶたが消え、肌はとてもなめらかになりました。――トレーシー

ヘアケア

ココナッツオイルには髪を艶々にし、元々の色を際立たせるといったすばらしい効果もあります。若白髪や若はげを防ぐ効果も報告されています。また、頭皮への効果も大きく、フケが少なくなります。

髪の手入れには、ココナッツオイルをたっぷりと頭皮に塗って、しみ込ませます。小さじ1〜2杯が適量です。髪と頭皮にオイル（滴り落ちてこない程度）をつけて、マッサージするとよいでしょう。ココナッツオイルがしみ込むまで、十分に時間をおいてから洗い流します。少なくとも15分、できれば30〜60分はココナッツオイルをつけたままにしておいてください。朝に塗って、シャワーを浴びるまで、できるだけ長く待ってから洗い流します。ベッドに入る前にオイルを塗り、シャワーキャップを付けたまま眠って、翌朝洗い流すのも効果があります。

ココナッツミルクも、髪にコシと輝きを与える優れたヘアコンディショナーです。ココナッツオイルと同じように使ってください。発毛効果があり、白髪があっても本来の色の髪が生えてくることが報告されています。ココナッツミルクを塗るたびに、髪の色が少しずつ濃くなっていきます。

髪を洗った後に、少量のココナッツオイルを塗ってもよいでしょう。たくさんではなく数滴を手にすり込み、指で髪と頭皮をココナッツオイルでブラッシングします。ほんの数滴であれば髪はべとつかず、輝きを増します。シャンプーした後の髪と頭皮は、とても乾燥しているので、効果があります。

ココヤシが生育する島に住む人々は、古くからココナッツオイルをヘアコンディショナーとして使っており、彼らの髪はふさふさとして、濃い色をしています。何世紀にもわたる効果は科学的にも裏付けられています。

研究によって、ココナッツオイルを髪に塗ると抜け毛が減り、髪が健康的で美しくなることがわかっています。「Journal of Cosmetic Science」（美容科学ジャーナル）は、ココナッツオイルの髪に対する効果について、興味深い論文を掲載しています。この論文は、ココナッツオイルと、ヘアオイルとしてよく使われているひまわり油と鉱油《こうゆ》を比較したもので、研究者は「ひまわり油と鉱油よりも、ココナッツオイルの方が明らかに髪に対する効果が大きい」と述べています(Rele, 2003)。

3つのオイルの中で、普通の髪とダメージヘアの両方でタンパク質の損失を減らしたのは、ココナッツオイルだけで、ひまわり油と鉱油にはタンパク質の損失を軽減する効果はありませんでした。これは成分の違いによるものです。中鎖脂肪酸トリグリセリドを多く含むココナッツオイルは、毛幹に浸透し、タンパク質の損失を防ぐとともに、髪にコシを与えます。鉱油はタンパク質に対する親和性がないため、髪には浸透しません。ひまわり油は、ほとんど長鎖脂肪酸トリグリセリドで構成されているため、同様に浸透性はなく、タンパク質の損失を防ぐことはできません。

他の植物油も、ほとんどがひまわり油と同じ長鎖脂肪酸トリグリセリドを成分としているため、タンパク質の損失を防ぐことはできないのです。したがってヘアケアには、髪をタンパク質の損失とダメージから守る効果があるココナッツオイルが最適といえるでしょう。

日焼け止めオイル

ココナッツオイルは伝統的な日焼け止めローションであり、熱帯地方の島に住む人々は何世代にもわたって、これを使ってきました。商品としての日焼け止めローションにも、ココナッツオイルが使用されていることがあります。

ココナッツオイルを日焼け止めローションとして使うときは、太陽にさらされる部分にくまなく塗るとよいですが、あまりたくさん塗ると皮膚の表面にたまって衣服についてしまいます。本章の最初で私の経験を述べましたが、ココナッツオイルを塗ると、戸外に数時間いても日に焼けることはありません。しかし、ココナッツオイルの日焼け止め効果は、食生活によって変わってきます。不飽和脂肪酸の多い食事をしている、あるいは過去にしていた場合は、日焼けしやすいのです。数週間もしくは数カ月間ココナッツオイルを定期的に食べても、以前に多価不飽和脂肪酸を含むオイルを大量にとっていた場合は、日焼けしやすくなっています。体内と皮膚の脂肪成分を変えるには、数カ月以上かかることがあります。あせらずに続けてください。

日光にさらされると、体はメラニン色素を多く生産して、日焼けを防ごうとします。あまり日光を浴びない生活をしている人は、最初は15〜20分程度の日光浴にとどめるとよいでしょう。肌が赤くなったら、日に当たる時間を短くします。肌が露出している部分には、すべてココナッツオイルを塗ります。不飽和脂肪酸を含むオイルは避けてください。食用油にも、ココナッツオイルを使いましょう。

日光に当たる時間を徐々に延ばし、1週間ほどしたら5〜10分長くします。日焼けを防ぐために、肌の状態をチェックします。少しずつ時間を長くしていくと、30〜60分、あるいはそれ以上、日光を浴びることができます。ハイキングやセーリングなどで太陽光にさらされることがわかっている場合には、このようにして日光の許容量を高めます。

日光浴自体は、一日30分で十分です。旅に出かけるときはココナッツオイルを塗り、必要と思われるなら何度でも繰り返し塗ってください。私は、ココナッツオイルを洗い流さなければ、一日に1回か2回塗っています。

［肌と髪］

2カ月前から、生のココナッツを1週間に1つ食べるようにしています。果肉はほとんど食べてしまいます。また、ここ2週間は1日に小さじ1杯ほどのバージンココナッツオイルを飲んでいます。以前はカサカサだった膝や肘が、いまはすべすべしています。顔のシワも目立たなくなりました。——ローレンス

長い間、かかとのひび割れに苦しんできました。かかとにココナッツオイルをすり込むと、とても気持ちがよくなったので、朝のシャワーの後に、つま先を含めて足全体に塗りました。足の小指に出かかっていた水虫の症状が3日後には消え、足の臭いもなくなったことに気づきました。1週間それを続けると、かかとのひび割れもなくなりました。以前は軽石やクリームなどを使っていましたが、ほとんど効果はありませんでした。——アンナ

私が愛用しているヘアトリートメントは、缶詰のココナッツミルクです。使い方は、まずココナッツミルクを乾いた髪に塗って、しっかりとしみ込んだことを確かめます。その後、シャワーキャップ（あるいはビニール袋）をかぶり、ターバンやタオルで覆います。できるだけ長く熱を当てるのがよいでしょう（熱いタオル、ドライヤー、暖房機から吹き出してくる温風）。刺激の少ないシャンプーで洗い流した後、いつも使っ

ているコンディショナーやリンスを使い、髪を整えます。私はココナッツミルクが好きで、その香りも気に入っています。――ステファニー

私は髪にココナッツオイルを使っています。寝る前にココナッツオイルを髪と頭皮にすり込んでからブラッシングします。いつもブラッシングに使うブラシとは、別のものを使うことが大切です。一晩そのままにして、翌朝シャンプーで洗い流した後、いつも通りの手入れをします。髪は信じられないほどなめらかになります。ココナッツオイルは、髪のすばらしいコンディショナーです。――ロリ

半年ぐらい前から肌にココナッツオイルを塗り、艶を出すために髪にも少しつけています。肘などのガサガサしたところがすっかりやわらかくなりました。まるで肌のためのビタミンです。肌は前よりずっと健康的になりました。――ティッシュ

夫は1年ほど前から髪にココナッツオイルをつけていますが、髪がふさふさとしてきて、依然は薄くなりかけていた頭のてっぺんにも効果がみられています。夫はココナッツオイルだとは知らず、ヘアジェルとして使っています。――スザンヌ

ココナッツオイルに浸した包帯

ココナッツはあらゆるタイプの怪我や感染症の治癒を早め、跡が残るのを防ぎます。怪我をする前に塗っておけば、効果が高まりますから、毎日使うのがよいでしょう。

怪我とは違いますが、妊婦のお腹をココナッツオイルでマッサージし、それを出産後も続けると、妊娠線（ストレッチマーク）は消えます。ボディビルダーは、筋肉を鍛えているとストレッチマークが出ると言いますが、毎日ココナッツオイルを塗って、摂取すればこの問題はなくなります。

怪我にココナッツオイルを使う場合は、オイルの容器を熱湯に浸して温めます。温かいココナッツオイルはすぐに吸収され、肌の奥までしみ込みます。ココナッツオイルを塗ったら、マッサージをして肌にしみ込ませることが重要です。怪我をしていてマッサージが難しければ、肌に塗るだけでかまいません。

ココナッツオイルで最大限の効果を得るためには、怪我をした部分や感染部位が治るまで塗り続けることが重要です。後述するココナッツオイルに浸した包帯を使ってもよいですし、使えない場合には1日に何度でも塗ってください。

ココナッツオイルに浸した包帯を巻いておくと、感染部位や怪我をした部分が、常にココナッツオイルに触れることになります。包帯は、しずくが落ちるほどではなく、肌が常にオイルを吸収できる程度に湿らせていれば十分です。怪我が完治するまで一日中ずっと包帯をこの状態に保ってください。

ココナッツオイルに浸した包帯の材料には、布やガーゼ、ラップ、粘着テープ、ゴムバンドを使うとよいでしょう。布を怪我の患部より少し大きめに切ってから、ラップをこれよりも1cmくらい大きく切ります。次にココナッツオイルに布を浸します。ココナッツオイルを少し肌にすり込み、怪我の周囲は、テープが肌にしっかりと貼り付くように、ココナッツオイルがついていない状態にします。そしてココナッツオイルに浸した布を怪我の部分に当て、その上にラップを乗せます。布とラップを粘着テープかゴムバンドで固定します。ラップを使うのはココナッツオイルがテープや衣服、シーツにしみ込まないようにするためです。包帯を湿らせておくために、必要ならばココナッツオイルを足してください。包帯は毎日、新しいものと替えます。

手を怪我した場合は、包帯がうまく巻けずに、落ちてしまうかもしれません。そのときは、手にココナッツオイルを塗り、安いプラスチック手袋で覆うという簡単な方法があります。寝るときもつけたままにして、翌朝外してください。怪我の症状が改善するまで毎日続けましょう。

ココナッツオイルを含む市販のクリームやローションも効果はありますが、純粋なココナッツオイルほどの治癒力はありません。すぐに症状を改善したければ、クリームやローションよりも、ココナッツオイルを使うことをお勧めします。

体調不良

体調が悪いときにココナッツオイルを少し食べると回復しますが、吐き気や嘔吐のために口からココナッツオイルをとることが難しいこともあります。そういう場合には、体をココナッツオイルでマッサージすると効果があります。

具合が悪くても食べることができるなら、体の内側と外側の両方にココナッツオイルを使うとよいでしょう。食事にココナッツオイルを加え、オイルで肌をマッサージするのです。咳風邪をひいたら胸と背中、そして首に、足がしびれるのならそこにココナッツオイルを塗るとよいでしょう。どこでも、必要と思われる箇所に塗ってください。

……「虫刺され」

先日、ファイアーアント（アリの一種）の巣にうっかり足を踏み入れてしまいました。この虫に咬まれたところは、まるで火がついたように痛みます。素足にサンダルをは

ココナッツオイルの効果

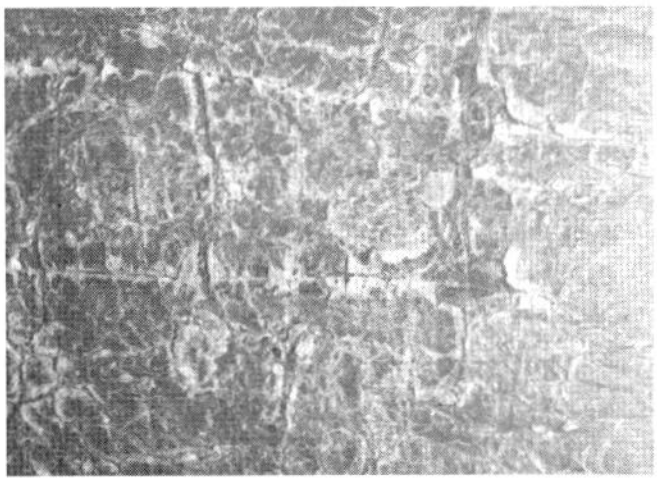
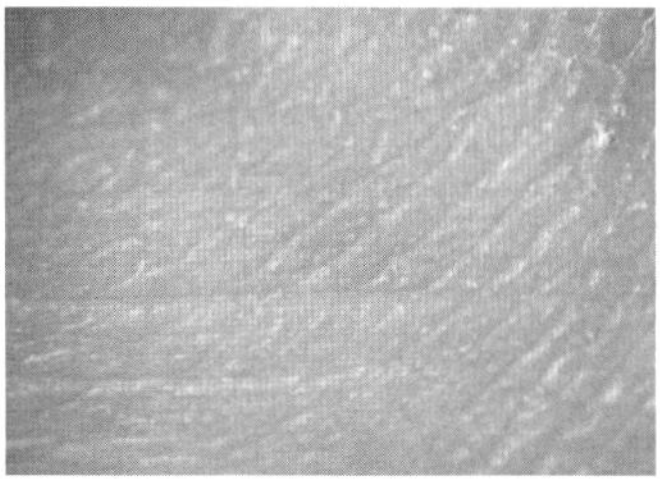

写真左はココナッツオイルを使用する前の指を拡大したもので、皮膚がひどく乾燥して荒れている。写真右は3週間ココナッツオイルを使用した後の状態。

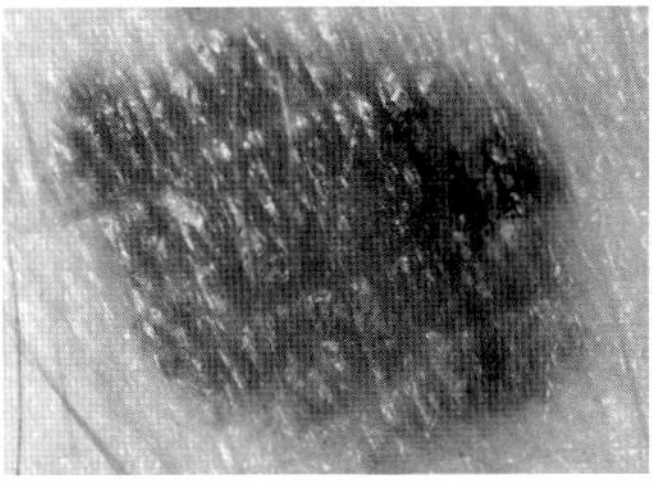
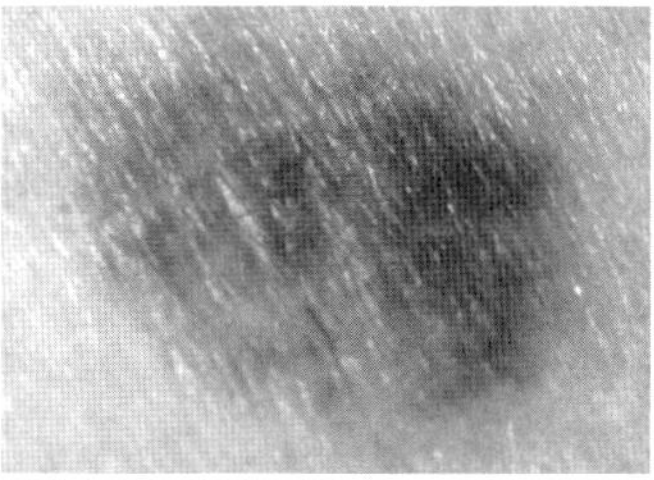

写真左はメラノーマ（皮膚がん）の患部。写真右は3カ月ココナッツオイルを塗った後、大幅によくなった同部位。

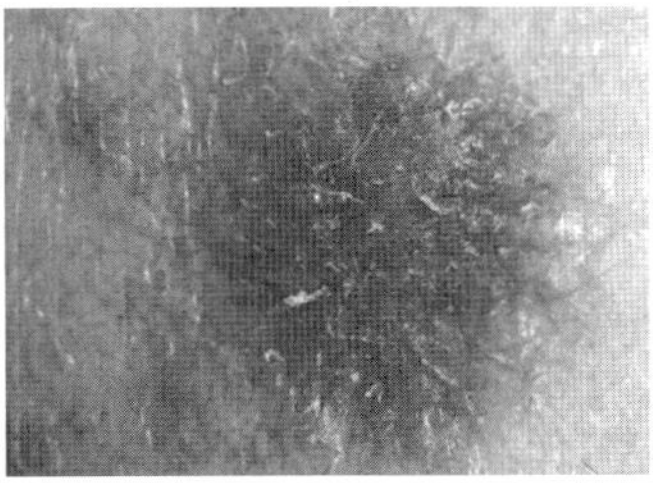
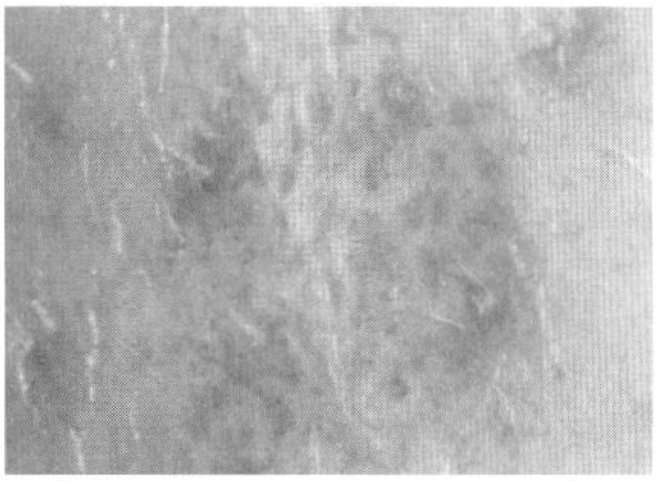

写真左は4年間も消えなかった深い打撲による傷。写真右は毎日ココナッツオイルで患部をマッサージした結果、数カ月足らずで傷跡がほとんど消えた同部位。

いていたので、巣から足を引き抜いたときには、足首まで咬まれていました。咬まれたところはすぐに火のように熱くなりました。家に入ってから何か塗るものを探していたとき、バージンココナッツオイルを試してみようと思いつきました。足首と足の咬まれた部分全体に塗ったところ、驚きました。ひりひり感はすぐになくなりました。咬まれた跡は、2日も経たないうちにほぼ消えました。――バーバラ

蚊は煩わしいだけでなく、ウイルスを運ぶ危険な存在でもあります。早朝や夕暮れに、ショーツとタンクトップで外へ出るとき、虫よけスプレーを全身にかけるのは嫌いですが、私は必ずと言っていいほどそうしています。

最近、スプレーをかけるのを2回忘れたことがあって蚊に刺されました。すぐに刺されたところは腫れあがり、かゆくなりました。運よくトラックの中にバージンココナッツオイルの入った小さな瓶があったので、なんでも治すことができる奇跡の薬なら、蚊に刺されたときも効くのか試してみようと思いました。刺されたところ全体にすり込むと、かゆみが消えただけでなく、30分も経たないうちに腫れがきれいにひきました。――シャーリン

［イボ］

私の肌はひどく乾燥していて敏感でした。約1カ月前から肌にココナッツオイルを塗り始めると、脚の裏側と足のつま先にあった小さなイボは1週間もしないうちに、すべてなくなりました。オイルだから顔に塗るとシミができると思い、最初は顔には使いませんでしたが、それは間違いでした。あごのおできに塗ると、翌日には消えていました。今では顔にも塗っていますが、肌は完璧です。——ロビン

健康維持量と治療用量

ココナッツオイルの健康維持量

ココナッツオイルの効果を知った人々が真っ先にする質問の1つは、1日の摂取量についてです。答えは簡単で、自分に合った量がふさわしいのです。1日小さじ半分でも効果はあります。ポール・ソスは、一日小さじ1杯しか飲みませんでしたが、同時に大さじ2杯のココナッツオイルを肌に塗り、生のココナッツとココナッツミルクを食べていました。彼は体

重55kg以下の人にとって、健康的な量のオイルを摂取していました。

平均的な体格の成人の場合、推奨する1日の摂取量は大さじ3・5杯です。この値は母乳に含まれる中鎖脂肪酸の量から導き出されたものです。通常の環境であれば、この量は乳幼児を感染症から守り、十分に栄養を与えます。体重68kgの人が乳幼児と同量の中鎖脂肪酸を得るためには、大さじ3・5杯が必要となります。

つまり、1日大さじ3〜4杯が目安となります。体重が68kg以下であれば、11kg下回るごとに大さじ0・5杯ずつ減らしてください。68kg以上でも、大さじ4杯で十分でしょう。下の表を参考にしてください。

この表の値を、厳格に守らなければいけないというわけではありません。1日に大さじ1杯

ココナッツオイルの1日の推奨量

体重(kg)	大さじ(杯)
79+	4
68	3½
57	3
45	2½
34	2
23	1½
11	1

でも、すばらしい効果を体験している人はたくさんいます。摂取量に関係なく、ココナッツオイルは体によいということを心に留めてください。少し多め、あるいは少なめでも、また、その日によって量を変えても問題はありません。

自分に合った方法でココナッツオイルを摂取するとよいでしょう。サプリメントのように、スプーンから直接飲んでも、ジュースや食べ物に混ぜてもかまいません。私は、食べ物と一緒にとることをお勧めします。毎日、調理にココナッツオイルを使うのがよいでしょう。

また、一度に全部を食べないほうがよいでしょう。1日に何回か、少なくとも2回に分けて食事と一緒に食べるとよいでしょう。果肉やココナッツミルクなど、他のココナッツ製品から摂取する量も考慮する必要があります。

ココナッツオイルの治療用量

前述したように、大半のケースでは(たとえ体調が悪くても)、1日に摂取するココナッツオイルは大さじ3・5杯あれば十分です。ただし、中鎖脂肪酸の抗微生物作用には累積効果があるため、体内量が多いほど、感染症に対する抵抗力は強くなります。必要であれば、治療用量として、健康維持量の2倍をとっても問題はありません。

症状が重い患者に対して、1日大さじ6杯以上を勧める医師もいますが、一度にではなく、

2～3時間ごとに1杯くらいを分けてとるのがよいでしょう。どのようなオイルであれ、慣れていない体に大量に与えると便がやわらかくなるため、1日に数回に分けて少量の食べ物や飲み物と一緒に食べてください。

ココナッツオイルは薬ではなく食べ物なので、副作用の心配はありません。健康維持量の2倍を食べても副作用はまったくありません。深刻な健康問題を抱えて、1日大さじ10～14杯をとっても、副作用が現れない人々を私は知っています。私自身も最大で大さじ14杯をとったことがありますが、問題はありませんでした。ただし、自分の体の許容範囲を超えて取り入れると、ひどい場合には下痢や胃腸の不快感が出てきますから、摂取量を減らすのがよいでしょう。

食事にココナッツを加える方法

食事にココナッツオイルを加える方法を紹介しましょう。最も手軽にできるのは、他の油脂を使うのを止めて、ココナッツオイルに切り替えることです。マーガリン、ショートニング、バター、他の植物油などではなくココナッツオイルを使いましょう。

サプリメントのように、大さじ単位で毎日ココナッツオイルをとっている人は大勢います。ココナッツのマイルドな風味がある良質なオイルなら、飲みやすいでしょう。スプーンから

ココナッツミルクのココナッツオイル含有量

ココナッツミルク(g)	ココナッツオイル(大さじ換算)
30	½
60	¾
90	1
120	1½
150	1¾
180	2
210	2½
240	2¾
270	3
300	3½

ライトタイプや低脂肪タイプではなく、脂肪分の高いココナッツミルクに基づいて算出。ココナッツオイルの量は四捨五入して大さじ¼単位で表示。

直接オイルを飲むことに抵抗がある人が多いのも事実ですが、この方法にこだわる必要はありません。熱いココア、ハーブティー、ジュースなどに大さじ1杯加えればよいのです。ココナッツオイルが固まらないように、飲み物は温めてください。溶けたココナッツオイルを冷たいオレンジジュースに混ぜるとココナッツオイルは固まります。温かいトマトジュースとココナッツオイルは相性が良く、スープのような味になります。

ココナッツオイルはパン、サラダ、パスタ、スープ、シチューなど、ほとんどの料理に使うことができます。温かいシリアルに加えてもよいでしょう。

ココナッツオイルに限らず、ココナッツの果肉やココナッツミルクからも中鎖脂肪酸を摂取することができます。生のココナッツの果肉、ココナッツミルクを混ぜた飲み物はスプーンから直接飲むココナッツオイルとは違う味わいがあります。ココナッツ製品を食事に加えることで、ココナッツオイルの1日の推奨量を楽しみながらとることができます。

ココナッツの果肉とココナッツミルクから、どのくらいのココナッツオイルがとれるのでしょうか。大さじ3・5杯分のオイルを得るためには、熟したココナッツの約半分、約300gのココナッツミルクが必要です。

1日にココナッツの半分を食べるのは難しいかもしれませんが、ココナッツミルクを約300g飲むのはさほど大変ではありません。約90gのココナッツミルクは、ほぼ大さじ

1杯のココナッツオイルに相当します。

ココナッツの果肉は、きざんだりすりおろしたりすると、フルーツサラダ、スムージー、焼き菓子とよく合います。パンをつくるときには、ココナッツフラワーを小麦粉などの代わりに使うか、小麦粉に加えるとよいでしょう。ココナッツを加えることによって食物繊維を多くとることができます。

ココナッツミルクは用途が広く、チャウダー、スムージー、サラダドレッシング、ソースなどに使えます。牛乳の優れた代用品となります。食事にココナッツを加える方法に興味があれば、私の著書『Coconut Lover's Cookbook』（ココナッツ・ラバーズ・クックブック）をお勧めします。この本にはココナッツオイル、果肉、ココナッツミルクなどを使った約450のレシピが掲載されています。

最大限の効果を得るために

ココナッツ製品によって、長年にわたって慢性的な健康問題に悩まされてきた人たちが回復した事例はたくさんあります。一方、ココナッツ製品をしばらく試したものの、何らかの理由で目に見えて症状が回復しない人たちもいます。このようにココナッツの効果が分かれるのには、いくつかの理由があると考えられます。

ある製品がとてもよいと知った後で、私たちが陥りがちな落とし穴の1つは、それが万能であると思い込んでしまうことです。ココナッツは万能薬ではありません。驚異的な効果を示すことはあっても、すべての症状を治すことはできないのです。ココナッツオイルには抗微生物作用がありますが、すべての病原菌を倒すことはできません。しかし、ココナッツオイルは体の免疫系を助けるという点で効果的です。ココナッツオイルを含めたココナッツ製品は、すべての健康問題を治すことはできませんが、体に害を及ぼすことはないため、使うことを恐れないでください。

期待していた効果が得られないもう1つの理由は、ココナッツ製品自体にはありません。効果が出てくる前に使用を止めてしまうことが原因です。

ココナッツは薬ではないため、即効力は期待できません。薬とは違って、ココナッツは食べ物であり、体の自然な治癒を助けるのです。病気を撃退し、傷ついた組織を修復し、適正な生体機能を保つためにビタミン、ミネラル、中鎖脂肪酸などの栄養を提供します。何年にもわたって苦しんできた慢性的な健康問題が、すぐに消えることはありません。10年間苦しんだのであれば、数日あるいは数週間で治るのは難しく、何カ月あるいは何年もかかるかもしれません。ココナッツは、特定の疾患や健康問題を治すわけではなく、体の癒しに必要な栄養素を提供するのです。体が癒されるまでには、ある程度の時間が必要です。

体調が改善するスピードは、食生活とライフスタイルに大きく左右されます。細胞組織をつくっているのは食べ物なのです。必須栄養素が不足している食品を食べていると、骨、筋肉などの成長が損なわれます。家を建てるときに、安い建材を使えば、家は劣化してすぐに壊れてしまいます。同じように、貧しい食生活をしていると、体は弱って病気にかかりやすくなるのです。

ある女性は、「ココナッツオイルを使い始めた当初はがっかりしました」と語りました。ココナッツオイルの効果を散々聞かされていたため、症状がすぐによくならないことに失望したのです。その女性は、ココナッツオイルの量を増やし、砂糖、精製粉、加工食品の量を減らしてから効果を実感するようになりました。彼女は「脂肪をそれまでより多くとっているのに、体重が減りました。ココナッツオイルは奇跡の食べ物ですが、食生活を変えなければ奇跡は起こらないのですね」と述べています。まさしくその通りです。

ココナッツ製品には、体によい栄養がたくさん含まれていますが、貧しい食生活を補うことはできません。ドーナツとコーヒーだけを食べていれば、健康に問題が出てきます。ひどい食事をしていれば、いくらココナッツ製品を食べても効果は望めないのです。体に悪いものを食べていても、ココナッツは少しは役に立つでしょうが、他の人が経験したような奇跡を得るためには、よい食生活が不可欠です。大抵の場合、ココナッツが効かないと不満を述べる人々は、ひどい食生活をしており、ココナッツを万能薬と考えています。

食事療法に関する意見はさまざまで、栄養学の専門家の間でも意見は分かれています。菜食主義やローフードを提唱する人もいれば、高タンパク質食を勧める人もいます。低脂肪・高炭水化物ダイエットがよいとする意見がある一方、脂肪をある程度摂取して、炭水化物を抑えた食事がよいという見方もあります。代謝と血液型に基づいた食生活がよいと主張する専門家もいます。どの方法が正しいのか、議論は過熱しがちです。

本書は、特定の食事療法を勧めることを目的としたものではなく、ほとんどの食事療法に適した、基本的なアドバイスを伝えるものです。方法は違っても、大半のダイエットには効果があります。正反対の主張をしている菜食主義と低炭水化物ダイエットは、それぞれ成功を収めています。その理由の1つとして考えられるのは、いずれも体に悪い食べ物ではなく、よい食べ物をとることを勧めているからだと思います。食生活では、左のガイドラインを守れば健康を保つことができるでしょう。

私たちは、新鮮な果物と野菜を十分には食べていません。さまざまな研究によって、果物や野菜は病気の予防と老化を遅らせる栄養素を含むことがわかっています。最低でも、1日に5つ(SV)【注:食事の提供量の単位。野菜サラダなら約1皿】のフルーツと野菜を食べることが推奨されています。野菜を中心に1日に9つ(SV)以上が必要だとする研究もあります。食事の量を増やすのではなく、パン、穀物、精製・加工食品を生あるいは調理した野菜に置き換えることが必要です。食事を野菜中心にして、健康的な食品を加えましょう。

栄養学者のガブリエル・コーセンス博士の言葉、「正しい食事をしていれば医者は必要ない。正しくない食事をしていれば医者にできることはない」には共感します。正しい食生活をしていれば、ココナッツ製品の効果はすぐに出てきます。体調が改善しない場合は、食生活を見直す必要があります。これまでに述べたのは、基本的な方針にすぎません。健康を損なう食品は、

避けた方がよい食べ物

- 加工穀物(精白小麦粉、精製パン、白米、シリアルなど)
- 砂糖と菓子類(キャンディ、クッキーなど)
- 均質化された殺菌牛乳
- 精製植物油
- 硬化植物油(マーガリン、ショートニング)

摂取量を増やした方がよい食べ物

- 新鮮なフルーツと野菜

他にも数多くあります。コーヒー、アルコール、食品添加物、乾燥チーズや粉チーズ、卵、人工甘味料などがその例です。

健康な食生活についてもっと知りたい人に役に立つ本があります。私の著書、『The Detox Book』（デトックス・ブック）と『Eat Fat, Look Thin』（脂肪を食べてやせる）の中では、優れた食事のガイドラインを紹介しており、皆さんを正しい食生活に導くことができると考えています。正しい食事プランにココナッツを加えれば、大きな効果が得られるでしょう。

重い疾患や慢性疾患の治療には、ココナッツを取り入れた正しい食事をするだけでは不十分で、他の治療法が必要になることもあります。その場合は、医療の専門家に相談してください。

ココナッツに関する注意事項

副作用

ココナッツについてよく訊かれる質問に、安全性はどうなのか、副作用はあるのかといったものがあります。母乳に中鎖脂肪酸が含まれていることを考えてください。乳児にとって安全であれば、誰にとっても安全でしょう。中鎖脂肪酸が母乳に含まれていることが、ココナッツの安全性を証明しています。

長い間、ココナッツオイルは有害と言われてきたので、ココナッツ製品を躊躇する人がたくさんいます。効果があることを知って、副作用があるのではないかと疑っているのです。ココナッツオイルや他のココナッツ製品には、体に悪い副作用はありません。50年以上にわたってココナッツの研究を続けてきたジョン・カバラ教授も「脂肪酸は決して有害な化学物質ではない。有害どころか食べてもまったく問題はない」と述べています。

ココナッツは食べ物ですから、アレルギーがなければ問題なく食べられます。ただし、ココナッツオイルやココナッツウォーターを大量に摂取すると、お腹がゆるくなることがあります。食べ物に混ぜて摂取すると、影響はかなり和らぎます。ココナッツ製品に体が慣れてくると、お腹がゆるくなる影響は低下します。

食物アレルギーと過敏症

ココナッツオイルを塗ったり、飲んだりすると発疹が出るという人もいます。これには2つの理由が考えられます。浄化作用による毒素の排出と、ココナッツに対するアレルギー反応です。

アレルギー体質の人は、ココナッツ製品を使う前にアレルギーの有無を調べるとよいでしょう。ブロッコリーやレタスにもアレルギー症状を起こす人がいますから、ココナッツにもアレルギー反応を示す人はいるはずです。簡単なテストとしては、ココナッツオイルあるいはココナッツミルクを少し上腕にすり込んで、1日待ってから様子を見てください。肌が赤くなったり、腫れたりするとアレルギー症状だと考えられます。何も起こらなければ、アレルギーはないとみてよいでしょう。

ナッツ類のほとんどにアレルギーがある人でも、ココナッツは別かもしれません。ココナッツはアレルギーのリスクが低いとみられており、アレルギーを示す人の数は極めて少ないのです。食物アレルギーがあっても、ココナッツにはアレルギーがない人には、ココナッツ製品は安全でおいしい食べ物と言えるでしょう。

好転反応

私たちは、体によいと思われることを始めるときには、何らかの効果を期待するものです。しかし、常に効果を得られるとは限らず、よくなる前に悪化することもあります。ヒーリングフード、ハーブ、サプリメントの中には、解毒作用を加速させ、体に強い影響・症状を及ぼすものがあります。この強い浄化のプロセスは「好転反応」（ヒーリング・クライシス）と呼ばれます。「クライシス」という言葉は、疲労や吐き気など、不快な症状が出てくることがあるからです。一方、体が激しい浄化、癒しを経験することが「ヒーリング」です。好転反応の期間は、病気になったように感じるかもしれませんが、そうではないので恐れないでください。

食事療法や薬を使用しない自然なセラピーによって、患者が好転反応を経験する例を見た医師は数多くいます。実際のところ、好転反応は治療がうまくいっているサインなので、患者は効果を待つように指導されます。

ココナッツオイルにはすばらしい治癒効果があり、好転反応を引き起こす可能性があります。浄化作用はココナッツオイルを塗っても食べても起こり得ます。はじめて全身をココナッツオイルでマッサージしたとき、私はニキビができたことに気づきました。いつもは出ない脚とお腹にできました。たくさんではなく、1、2個程度でした。ニキビが出ることはめったにないので、珍しくすぐに気づきました。最初は、使ったオイルブランドのせいかと思いました。おそらく、不純物やごみなどが混入していたため、ニキビを引き起こしたと考えたのです。そこで精製方法が異なる別のブランドを試してみましたが、結果は同じでした。ですから、精製方法ではなく、ココナッツオイルそのものの作用だと思われました。1～2カ月でニキビは消え、その後は悩まされることはありませんでした。

後になって、他の人からも似たような経験を聞きました。ニキビが出たのは、私だけでなかったのです。私は、ココナッツオイルが肌に浸透し、体が不純物を排除する手助けをするという考えに自信を持ちました。ニキビは体の浄化作用の現れだったのです。ココナッツオイルを使ってニキビが出ても、体が持つ回復力で消えますから心配する必要はありません。

体が持つ回復力を刺激するものは何であれ、好転反応を引き起こす可能性があります。体が強く健康になると、一定期間の激しい浄化に耐えられるようになります。この時点で、体は何年も眠っていた毒素、細菌を引き出し、取り除く力を備えています。組織から毒素が取り除かれ、血流に運ばれて排出器官を通して体外に放出されます。毒素が排出されるときには、これに伴う症状が現れます。疲労、吐き気、嘔吐、下痢、ニキビ、頭痛、筋肉痛、食欲不振などがよく見られる症状です。いずれも好転反応に関係しています。

好転反応では、上記のすべての症状が出るのではなく、一度に1つか2つを経験するのが普通です。遺伝子、食生活、ライフスタイルが違うのですから、症状も人によって異なります。好転反応の症状の重さは、その人の健康状態に左右されます。健康状態が悪い場合は、より深刻な症状が現れます。症状が非常に重く、1～2日ベッドに横たわりたいと思う人もいれば、非常に軽いので症状に気づかない人もいます。

通常、好転反応は数日間で終わりますが、場合によっては1週間以上続くこともあります。

また、健康状態が改善するまで、ココナッツを始めとした癒し効果のある食べ物を食べるたびに、症状が起こることもあります。

ココナッツ製品を食事に加える場合、最初はゆっくりと始めるのがよいでしょう。ココナッツオイルに関しては、この点が特に重要です。最初から大さじ3・5杯を、一度に、あるいは1日にとるべきではありません。ココナッツオイルのすばらしい効果を知って、さっそく一度に大さじ3、4杯を食べる人は少なくありません。これだけの量を摂取することに体が慣れていなかったり、深刻な健康問題を抱えていたりする場合には、不快感を覚えることがあります。したがって、まずは1日に大さじ1杯を食事とともに食べることを勧めます。問題がなければ、大さじ2杯に増やし、徐々に健康維持量へと増やしてください。一度に大量にではなく、1日に何度かに分けて少しずつとるとよいでしょう。小さじ3杯は大さじ1杯に相当します。1日に3回小さじ1杯を、食事と一緒に食べるようにします。

小さじ1杯でも下痢を起こす場合がありますが、これは消化器系に問題があるためです。ココナッツオイルのせいではなく、弱った消化器系がココナッツオイルに反応したためです。小さじ1、2杯が限界だと思ったらその用量を続け、体が強くなり、ココナッツオイルへの適応性が高まったら、用量を増やすとよいでしょう。

好転反応に伴う症状は、治癒を促進する過程であることは理解してください。下痢は毒素を腸から排出するときの症状ですから、そのまま様子をみてください。好転反応には恐れるものは何もありません。病気ではないので、症状を取り除くために、薬を使う必要はないのです。薬は症状を抑えるかもしれませんが、浄化作用を止めてしまいます。

ココナッツの本当の危険性

ココナッツは安全な食べ物です。刺激性が低く、有害な副作用はありません。ただし、もしココナッツの成育地域に住んでいるのであれば、注意することがあります。そのような地域では、ココナッツによる脳の損傷の発生率が非常に高いのです。このことはデータで証明されています。「ココナッツの最大の危険性は、頭の上に落ちてくることだ」と医師たちも認めています。ココナッツは硬くて重いため、高さ30ｍの木から落ちると強い衝撃を与えます。落下してきたココナッツ1個には1トンの力がありますから、どんな人でも頭に損傷を受けます。

マギル大学のピーター・バース博士は、落ちてきたココナッツに当たると「動脈が衝撃を受けて頭の中に出血が起こり、非常に深刻な、場合によっては死に至る神経損傷を来たす」と述べています。バース博士はパプア・ニューギニアで、頭部の外傷の2・5％がココナッツの落下によるものであることを発見しました。そのため、都市部ではココナッツの木を切り倒して危険を防いでいます。バース博士は、落下するココナッツに当たるより、木から落ちて怪我をする人の方が多いことも認めています。幸い、この問題は熱帯地方に限られており、またしょっちゅう起こるものでもありません。熱帯地方以外に住んでいるのなら、落ちてくるココナッツに頭を打たれることはないでしょう。

ココナッツを食べるよりも、ココヤシの隣に立っている方がはるかに危険だとおわかりでしょう。安心してココナッツを生活に取り入れてください。それが健康で、美しく、幸せになる方法です。

フィリピンの健康スパ・リゾート

フィリピンのマニラから約100km南のマラヤット山のふもとに、熱帯林に囲まれたザ・ファーム・アット・サンベニート（ヒポクラテス・インスティチュート・オブ・アジア）というスパ・リゾート施設があります。ここでは、ほとんどの健康問題に効果のある、薬を使わないデトックスと癒しのプログラムをゲストに提供しています。ゲストは、熟練した医療専門家のチームによる手厚いケアを受けることができます。医師は伝統医療と代替医療に精通しています。健康状態により、ゲストの滞在期間は1週間から1カ月、もしくはそれ以上とさまざまです。医療マッサージ、瞑想、エクササイズなどを含め、それぞれに合ったプログラムが作成されます。

ゲストは、スモッグや汚染など文明の影響から隔離された時間を過ごすことができます。飲料水や入浴に使う水は、地下貯水池からくみ上げているので、汚染化学物質は含まれていません。食事は一流のシェフが準備します。ここの哲学はヒポクラテスの「あなたの食事を薬とし、薬を食事とせよ」という考えに沿ったものです。すべての食事は植物由来で、大半は生のまま提供されます。マンゴー、バナナ、メロン、そしてココナッツは施設内で栽培されています。

ファームはココヤシで囲まれており、毎日、新鮮なココナッツを収穫しています。ココナッツはシェフが調理に使う他、医療スタッフも治療に使っています。ゲストは治療プログラムの一環として、自家製のココナッツオイルを使ったマッサージを受けることができます。

8

ココナッツ製品

レシピと使い方

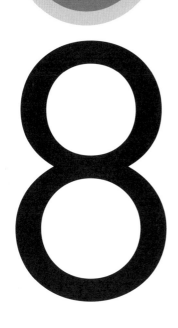

あなたがココナッツを収穫できる国以外に住んでいるとしたら、ココナッツの使い方や、よいココナッツの見分け方をご存じないでしょう。本章を読めば、質のよいココナッツの見分け方、ココナッツ製品の使い方を知ることができます。自家製ココナッツミルク、ココナッツクリーム、ココナッツオイル、ココナッツ石けん、豊かな泡立ちのココナッツシャンプー、ココナッツをベースとした健康食品などのつくり方をご紹介します。

生のココナッツについて

質のよいココナッツの選び方

割れていない生のココナッツは食料品店やアジア食品の市場で手に入りますが、すべてが食用に向いているわけではありません。輸入ココナッツを買ったことがある人ならご存じでしょうが、ひどい臭いや味がすることがあります。生のココナッツに馴染みがなければ、これが普通だと思ってしまうかもしれません。しかし、そんなことはありません。新鮮で採れたてのココナッツはおいしく、心地よいマイルドな香りがします。輸入ココナッツの大半は古く、傷んでカビが生え、味も悪いのです。

質のよいココナッツを見分けるには、ちょっとした観察が必要です。他よりも良質なココナッツを置いている店を探そうと思うかもしれませんが、同じ店でも、そのときによって品質はまちまちで、いつもよいものを入手できるとは限りません。品質に影響を与えるのは、鮮度と扱い方です。あちこちぶつけて、ひびが入ったココナッツは、すぐに傷んでしまいます。いったん殻にひびが入ると、カビが生えやすくなります。ほとんどのココナッツは船で長い距離を長時間かけて運ばれてきます。どれくらい日が経ったココナッツなのか、買うときにはほとんどわかりません。古ければ古いほど、質は悪くなります。

ココナッツを割ったときに果肉が黄色または茶色くなっていたり、異臭がすれば、カビが生えていることがわかります。殻を割る前からカビの臭いがすることもあります。

丸ごと生のココナッツを選ぶときは、殻にひびが入っていないものを選んでください。ココナッツが湿っていたり、シミがあれば、おそらく殻にひびが入ってココナッツウォーターが漏れています。ココナッツを振って、ココナッツウォーターの音を確かめてください。ココナッツウォーターが入っていない、または少ないものは日が経っています。

特に、目（殻のくぼんだ箇所）の周りに、白い斑点があるものは避けましょう。この白い斑点は、殻の小さな亀裂からココナッツウォーターが漏れたためにできたカビです。

こうした点に注意しても、カビの生えたものに当たる可能性はありますが、良質なココナッツを入手できるチャンスは、ぐっと増えるでしょう。買って帰ったら、台所のカウンターにそのまま置いておかないで、冷蔵庫に入れます。古くなるほど品質が落ちるので、冷蔵庫に保存し、できるだけ早く食べてください。

慎重に選んでも、カビの生えたものに当たることもあります。ちょっとしたカビなら、うっかり食べてしまっても害はないので心配ありません。1つか2つカビが生え始めた斑点があるココナッツはたくさんあります。小さい斑点なら切り取ってしまえば、残りの部分は大丈夫です。ただし、味が悪くなっていたら丸ごと捨ててください。

劣化したココナッツの果肉や、ココナッツウォーターの摂取により、胃の具合が悪くなってしまうことがあります。古いものほどカビが出やすくなりますが、ヤングココナッツでも出ることがあります。

ココナッツの割り方

熱帯地方では通常、マチェーテという大きなナイフの背を強く打ちつけてココナッツを割ります。うまくやれば、実はほぼ半分に割れます。ヤングココナッツなら比較的簡単ですが、店で売られている熟した硬いココナッツの場合、割るのはたいへんです。古いココナッツの殻は非常に硬くて、力いっぱい叩いてもなかなか割れず、マチェーテを何度も振るう必要があります。慣れていないなら決してマチェーテを扱わないようにしましょう。指を切り落とすことになりかねません。

熟したココナッツを上手に割る方法は、まず3つある目のうち2つに穴を開け、ココナッツウォーターを抜きます。3つのうち1つは、他の2つに比べてやわらかく、穴が開けやすくなっています。私はアイスピックを使っていますが、釘と金づちでもできます。ココナッツウォーターを抜いたら、硬い表面の上でココナッツをしっかりと持ち、金づちで叩きます。ココナッツの殻は非常に硬いので、力を入れて何度か叩く必要があります。

もう一つの方法は、ココナッツを天板に載せ、約200℃のオーブンで20分熱します。これで果肉をやわらかくし、殻を割ることができます。金づちで殻を叩けば、簡単に割れるでしょう。

殻を割っていくつかに分け、ナイフなどで殻から果肉をひきはがします。殻の内側に接している果肉には、薄い茶色の皮がありますから、ピーラーでこれをむきます。白い果肉の中に茶色や黄色に変色している部分があったら、それはカビです。カビの小さな斑点は切り取って捨てます。ほとんどの熟したココナッツにはいくつかの斑点があります。変色している部分が多い場合は、丸ごと処分しましょう。

生のココナッツは、おいしいスナックになります。たいていのレシピに使われているのは乾燥ココナッツで、包装されて売られています。ココナッツを乾燥させるのは保存期間を長くするためです。水分がなくなるだけで、栄養価はほとんど変わりません。数カ月は保存できますが、冷蔵庫や冷凍庫に入れておくといいでしょう。

生のココナッツの果肉をすりおろし、ディハイドレーターまたはオーブンに入れて乾燥させることができます。使わない果肉は密閉容器に入れて冷蔵庫に保存します。生のココナッツは傷みやすいので、だいたい5日以内には食べてください。冷凍庫なら6カ月ほどもつでしょう。

ココナッツオイルのタイプと特徴

ココナッツオイルのタイプ

ココナッツオイルの味が好きだという人もいれば、嫌いだという人もいます。私が見たところ、嫌いだという人の大半は、安くて質の悪いオイルしか使ったことがないようです。オイルを頻繁に使うつもりなら、おいしいものを選ぶべきです。使い始める前に、まず良質な製品の選び方を学びましょう。

ココナッツオイルの加工・生産には、さまざまな方法があり、品質、外観、風味に影響します。いろいろなブランドがあるので、どれを買うか迷ってしまうでしょう。ラベルには「オーガニック」「連続圧搾」「バージン」さらに「エクストラバージン」などと書いてあるものや、単に「ココナッツオイル」と書いてあるものもあります。どれがいちばんよいのでしょうか。

基本的にココナッツオイルは、RBDとバージンの2種類で、その他はすべてこの2種類の派生品です。この2つの違いは、加工の度合いと使用されるココナッツの種類によります。食品加工や化粧品に最もよく使われているオイルはRBDで、RBDは「精製・漂白・脱臭」を意味しています。さまざまな加工を施されたこのオイルは、他の精製植物油と同じく、色も味も匂いもありません。RBDは普通、コプラとして知られている乾燥ココナッツからつくられます。一般的にコプラは数週間天日干しをしてつくられます。乾燥したら殻を取り除いてオイルを抽出、精製します。

「バージン」は通常、より低温処理で、化学薬品を使わずに、極度に精製していないオイルを指します。RBDとは異なり、バージンココナッツオイルはコプラではなく生のココナッツからつくられます。オイルの抽出方法は、発酵、機械圧搾、遠心分離などさまざまです。高温や化学溶剤を使わないので、オイルは天然成分を保ち、独特かつマイルドなココナッツの風味と香りを放ちます。

ラベルに「オーガニック」と記されていても、米国の場合、「オーガニックの認証」または「米国農務省のオーガニック認定」がなければ、あまり信用できません。ラベルに「オーガニック」の一語を加えることは簡単です。

「エクストラバージン」ココナッツオイルも誤解を招きやすい言葉です。メーカーによっては、余分な熱を加えないで、加工したローフードだということを示すために「エクストラ」の一語を加えています。問題は、加熱処理したバージンオイルに、この語を使うことを禁じる法律がないことです。その結果、販売戦略として加熱処理をしたココナッツオイルにこの語を不正に使用している商品もあります。オイルが本当にローフードなのかどうかを判断する方法は、味と香りの確認です。ローフードのオイルなら甘く繊細なココナッツの風味と香りがしますが、加熱処理したものにはありません。

「連続圧搾」は、植物油が最小限の加工による製品だということを示すために、植物油業界がよく使う言葉です。連続圧搾によるココナッツオイルに施される加工は、バージンよりは多いものの、ＲＢＤほどではありません。このタイプのオイルは、生のココナッツとコプラの両方からつくられます。

生のココナッツからつくられたバージンオイルは、固体なら純白、液体なら水のように透明です。コプラからつくられたＲＢＤは、単に白く透明です。見ただけではその違いはわかりにくいかもしれませんが、両者を区別する手段は匂いと風味です。ＲＢＤは風味に欠けますが、バージンオイルにはココナッツのマイルドな風味と匂いがあります。

質の悪いコプラからつくったオイルが、バージンまたは未精製のココナッツオイルとして販売されていることもありますが、大抵はひどい代物です。実際には、ＲＢＤよりも品質が劣り、匂いも味もきつく、かすかに変色しています。ココナッツを屋外で乾燥させると、コプラは細菌やカビに汚染されます。完全に精製・漂白・脱臭しないと、不純物が残ってしまいます。

これらのオイルと本物のバージンココナッツオイルの違いは色でわかります。不純物を多く含んだオイルは、保存期間が比較的短く、半年程度です。このタイプのオイルは、アジアでは食用油として販売されることもありますが、大抵は石けんや化粧品に使用されます。本物のバージンココナッツオイルよりも安く製造できるため、安価で売られているのです。

品質が悪いバージンココナッツオイルの価格は、良質なバージンココナッツオイルの半額ほどで、味も悪く、不純物も多いのでお勧めできません。ＲＢＤオイルのほうがましなくらいです。バージンであれＲＢＤであれ、黄色っぽくない無色のココナッツオイルを使ったほうがよいでしょう。

加工方法にかかわらず、すべてのココナッツオイルには中鎖脂肪酸が含まれています。中鎖脂肪酸は、多価不飽和脂肪酸と違って熱に強く、高温で加工しても劣化しません。このため、ＲＢＤココナッツオイルもやはり健康的なオイルだと考えられます。

ラベルにＲＢＤと記されているのを見ることはあまりないでしょうが、透明で無味無臭であることからわかります。料理やボディケアなど多目的に使えるこのようなタイプのオイルを好む人が多いのは、食物の風味を損ねたり、肌に塗ったときに匂いが残ったりしないからです。

私は、バージンココナッツオイルのマイルドな風味と匂いが好きです。どんな料理にも使えます。バージンココナッツオイルの難点は、値段が高めだということです。オイルはそれぞれに味が異なります。ココナッツの味が嫌いで、どんな料理にも使いたくないという人もいます。非常に強い味がする場合、それはココナッツではなく不純物によるものです。加工度の高い無味無臭のオイルがよいでしょう。いくつかのブランドを試してみて、自分にいちばん合ったものを使ってください。気に入った味のオイルが見つかれば、もっとそれを使いたくなるはずです。

ココナッツオイルの特徴

ココナッツオイルは飽和脂肪酸の割合が高いため、非常に高い安定性、抗酸化性を持っています。ココナッツオイルは非常に安定しているので、熱したときの抗酸化性はキャノーラ油の12倍、大豆油の16倍、亜麻仁油の300倍です。たった30分の加熱処理で亜麻仁油に起こる酸化が、ココナッツオイルの場合は150時間、すなわち6日間行わないと起こらないのです。ココナッツオイルは調理に最も適する（最も安全な）油であり、長期保存ができます。適正に加工すれば、2、3年保存しても劣化しません。

加熱しても安定しているココナッツオイルですが、炒め物に使うと中温で煙が出ます。そのため、温度は175℃以下に保つ必要があります。コンロに温度計がなくても、オイルから煙が出始めるのでこのポイントがわかります。ある程度は高温なので、どんな料理もできますし、野菜を炒めることもできます。

ココナッツオイルは冷蔵する必要はありません。冷蔵しなくても少なくとも2、3年は鮮度が保てますし、冷暗所に置けばもっともつでしょう。

ココナッツオイルの興味深い特徴は、融点が高いことです。店で透明な液体のココナッツオイルを買って持ち帰ると、翌日には白く固まっていることがあります。駄目になったのかと思うでしょうが、そうではありません。ココナッツオイルはおよそ25℃以下になると、透明な液体から固く白い固体に変化します。このような液体から固体への変化は珍しいものではなく、バターも同じです。暑い日に、冷蔵庫から出した固体のバターを台所のカウンターに置いておけば、まさしく、「バターのように」溶けてしまいます。そのためココナッツオイルはココナッツバターとも呼ばれています。

暖かい地域なら、食器棚やカウンターに置いておけば液体のままですが、冷涼な地域では固まります。どちらの状態でも問題ありません。固まったココナッツオイルは、容器のまま1〜2分お湯につければ、すぐに溶けて液状になります。私は固まったココナッツオイルを必要なだけスプーンですくって使う方が、瓶から注ぐより面倒がなくて気に入っています。

他のオイルと同様に、ココナッツオイルもあらゆる調理や下ごしらえに使うことができます。唯一異なるのは、サラダのドレッシングです。100%純粋なココナッツオイルは、味の問題ではなく、融点が高いためにドレッシングには向きません。液体のココナッツオイルを冷たいサラダにかけると、固まってバターをのせたようになってしまいます。このような食べ方をする人もいますが、だいたいは好まれません。しかしエクストラバージンオリーブオイルなど、他のオイルと混ぜることで、この問題は簡単に解決します。半々ずつ混ぜれば、サラダにかけても固まりません。

基本的なココナッツ製品

地域によっては、保存料や添加物が入っていない良質なココナッツ製品を手に入れるのが難しい場合もあるでしょう。缶詰製品を好まずに、ローフードのココナッツミルクやココナッツクリームを手づくりする人たちもいます。皆さんも生のココナッツから、自分でココナッツ製品をつくることができます。ここではその方法をご紹介します。

【注：米国の1カップは240mLのため、レシピでは日本の1カップ（200mL）に計算し直して記載しています】

［ココナッツミルクとココナッツクリーム］

《材料》　生のココナッツ…1個、熱湯、ブレンダー、広口の密閉瓶(ガラス瓶)、チーズクロス

新鮮なココナッツミルクをつくるには、カビや雑菌のない良質なココナッツが必要です。実の中のココナッツウォーターをこぼし、殻から果肉を取り出します。果肉についた茶色の皮はむいてもむかなくてもかまいませんが、むけば仕上がりが若干よくなります。2・

5cm角に切った果肉をブレンダーに入れ、お湯を少量加えます。お湯を入れるとミルク成分が出やすくなります。お湯が多過ぎると薄くなってしまうので、ココナッツの果肉が均等に混ざる程度の量を入れることが重要です。果肉が完全に細かくなるまで、数分間ブレンダーにかけます。

ちなみに、切った果肉を冷凍し、ブレンダーにかける前に解凍すれば、さらにうまくミルク成分を搾ることができます。凍らせると果肉がやわらかくなるためです。冷凍しても味や栄養価に影響はありません。

次に、チーズクロスを半分に折って、密閉瓶の口にかぶせます。ブレンダーの中身の4分の1程度をクロスに注ぎます。クロスで包み込み、果肉から液体をぎゅっと搾り出して瓶に注ぎます。しっかり搾ったら果肉を捨て、残りも同様にします。

瓶に注いだ液体は、生の新鮮なココナッツミルクです。しばらくそのままにしておくと、ミルクの上部にクリームの層ができます。これがココナッツクリームです。使うときにはミルクとクリームをよく混ぜてください。この抽出方法で、約500〜700mLの濃いココナッツミルクができます。ミルクを水で薄めて1000mLくらいにしてもよいでしょう。生のココナッツミルクは傷みやすいので、つくったらすぐに使ってください。冷蔵庫で3〜4日程度はもちます。

ココナッツクリームだけが欲しければ、上の方をすくい取ります。下に残るのはスキムミルクです。スキムミルクは脂肪分が少なく、とてもマイルドな味がします。

ココナッツミルクに馴染みのない人の多くは、飲んでみて甘くないことに驚くでしょう。市販されている缶入りのココナッツミルクやココナッツクリームには、糖分が加えられているものがあります。カレー、チャウダー、ソースをつくるのなら甘味がない方が向いているでしょう。

ココナッツミルクは非常に用途が広く、甘いものにも甘くないものにも、牛乳のように幅広く使うことができます。

［ココナッツミルクドリンク］

《材料》　ココナッツミルクの材料とココナッツウォーター

つくり方はココナッツミルクと同様ですが、お湯の代わりに、ココナッツからとったココナッツウォーターを使います。ココナッツウォーターだけで足りなければ、少量の水を加えてもよいでしょう。ココナッツウォーターを使うと、かすかに甘い風味が加わります。塩をひとつまみ入れると、さらに風味がひきたちます。

このココナッツミルクドリンクは、そのまま飲んでも、朝食のシリアルやフルーツにかけてもとてもおいしいものです。

［ココナッツシュレッド］

《材料》　ココナッツミルクの材料と同様

ココナッツミルクを搾った後の果肉を利用すれば、簡単にココナッツシュレッドがつくれます。果肉をブレンダーに入れる前に、必ずピーラーで茶色い皮をむいてください。

ミルクを抽出した後、オーブンの天板に果肉を均等に並べます。果肉を焼くのではなく、水分を取り去るだけですから、オーブンはごく低温の50～60℃にセットします。ディハイドレーターがあれば、それがいちばんよいでしょう。細かくしたココナッツを2時間ほど、または乾燥するまでオーブンに入れておきます。ココナッツシュレッドはどんなレシピにも使えます。密閉容器に入れて保存します。

［バージンココナッツオイル］

《材料》　ココナッツミルクの材料と小さいソースパン

家庭用のバージンココナッツオイルは、大昔から手づくりされています。現在、つくり方は何種類かありますが、最も伝統的な方法は発酵によるものです。ここでは発酵のプロセスを若干簡略化した方法を紹介します。

ココナッツオイルをつくるには、まず新鮮なココナッツミルクが必要です。前述したレシピに従ってココナッツミルクをつくってください。ブレンダーにはココナッツウォーターではなく、お湯を入れてください。ココナッツミルクができたら、すぐにガラス瓶に入れ、蓋をしないで24〜48時間寝かせて発酵させます。最も発酵しやすい温度は30〜40℃なので、部屋の温度が低い場合は、ごく低温のオーブンに入れてください。

発酵すると、表面にカード（凝乳）の層ができ、水分が下に沈んで、その間にごく薄いオイルの層ができます。上の2層にはココナッツオイルの成分が含まれています。オイルをつくる過程で最も難しいのは、この2つの層を水から取り除くところですが、いちばん簡単なのは、瓶を数時間冷蔵庫に入れてオイル成分を固まらせる方法です。オイル成分を含んでいるカードも固まります。オイルとカードが凝固したら、瓶から取り除き、水を捨てます。オイルとカードを小さなソースパンに入れ、60〜80℃で約12時間加熱します。熱を加えてカードに残っている水分を飛ばすのです。水分が少ないほど良質なオイルができます。

ソースパンを冷ますと、塊（ほとんどはタンパク質）ができるので、それを取り除きます。広口瓶の上にチーズクロスを二重に折ってかけ、オイルを注いで濾していきます。オイルが固まらないように、室温を25℃以上に保ってください。

ココナッツの大きさによりますが、これでだいたい大さじ3〜4杯のバージンココナッツオイルができます。この方法でつくったココナッツオイルは、心地よくマイルドなココナッツの味と香りがします。

［発酵ココナッツ］

《材料》　ココナッツウォーター、ケフィアスターター（ケフィア粒）、1Lの広口ガラスびん

ヨーグルトやケフィアなどの発酵乳製品を知っている人は多くても、発酵ココナッツには馴染みがない人がほとんどでしょう。乳製品の発酵では、ミルクに含まれる糖（ラクトース）が部分的に乳酸に変わり、これによってヨーグルトの酸味が生まれます。乳製品に加えるものと同じ微生物を使って、ココナッツウォーターやココナッツミルクも発酵させることができます。

ココナッツウォーターに含まれる天然の糖は、発酵過程で細菌に食べられます。ココナッツミルクは、ほとんど糖を含んでいないため発酵しにくいのですが、ココナッツウォーターやグラニュー糖を加えれば発酵します。

発酵ココナッツ（ココナッツケフィア）は、ケフィアスターター、またはケフィア粒とコ

コナッツウォーターを使ってつくります。ココナッツウォーターとココナッツミルクを半々に混ぜたものでもよいでしょう。ヤングココナッツウォーターは甘味が強く味がよいので、発酵製品に向いています。入手が難しければ、熟したココナッツウォーターでもココナッツケフィアがつくれます。

つくり方は簡単で、ケフィアスターターとココナッツウォーターを1Lの広口ガラス瓶に入れ、ほこりや虫が入らないように蓋を閉めて室温で1～2日おきます。発酵の時間が長いほど、風味が強くなります。しっかり蓋を閉め、冷蔵庫で保存します。冷蔵すれば発酵が遅くなります。つくったココナッツケフィアを少し取っておいて、次の分のスターターとして使います。好みの味になったら食べてください。

スターターではなくケフィア粒を使う場合も、基本的につくり方は同じです。次をつくるときに、またケフィア粒を使う点だけが異なります。ケフィア粒は見た目がタピオカに似ています。ケフィアスターターの場合、6～7回つくると味が変わるので、新しいものを購入してください。ケフィア粒なら風味も変わらず、何度でも発酵させることができます。

ケフィアスターターやケフィア粒を買えば、詳しい説明がついているでしょう。説明は牛乳用でしょうが、牛乳をココナッツウォーターに替えるだけです。

ココナッツの化粧品

［ココナッツ石けん（ハンドソープ）］

《材料》 水…１８０mL、苛性ソーダ…75g、ココナッツオイル４５０g、はかり（キッチンスケール）、１Lの耐熱容器、ステンレスまたはパイレックスのソースパン、ステンレスまたは木のスプーン、温度計、石けんの型

ココナッツオイルは、昔から石けんづくりに使われています。非常に質が高く、泡立ちのよい石けんができます。現在市販されている石けんには、成分にココナッツオイルが含まれているものがあります。他の石けんと違い、ココナッツオイルを主成分とする石けんは、海水も含め、硬水を使用しても泡立ちがよいことが特徴です。

どんなタイプのココナッツオイルからでも、ココナッツ石けんをつくることができます。通常は他のオイル1種または何種かと組み合わせて、よりマイルドな石けんをつくります。後述のレシピは１００％ココナッツオイルだけでつくる、すばらしいハンドソープです。

ココナッツオイル、苛性ソーダ（苛性アルカリ溶液）、水があれば簡単に石けんがつくれますが、苛性ソーダの取り扱いには注意してください。苛性ソーダには強い腐食性があるので、

皮膚につくとやけどを起こします。苛性ソーダを扱う際にはゴム手袋をして、目をゴーグルなどで防護し、換気のよい場所で作業をしてください。

材料はすべて重さを量るので、はかりを用意してください。苛性ソーダの溶液を入れる非金属の耐熱ボウル、または耐熱容器も必要です。私は1Lの保存瓶を使っています。温度調節のための温度計【注：100℃以上の高温に対応できるタイプのもの】も必要です。温度計も含め、アルミ製のものは一切使わないでください。

石けんを入れるのに必要な型は、木、ボール紙、プラスチックなどでかまいません。石けんが固まってからはずしやすいように、型にラップを敷きます。

苛性ソーダは純度100％のものが望ましいでしょう。苛性ソーダは、水と結合すると爆発する危険があります。絶対に苛性ソーダに水を入れず、水に苛性ソーダを入れることが重要です。製品の安全上の注意に従ってください。

事故を防ぎ、質のよい石けんをつくるために、手順と安全上の注意をきちんと守ることが大切です。苛性ソーダは75g必要です。できるだけ正確に量ってください。3～4gの違いなら問題ありませんが、15gも違うとなると問題です。ココナッツ石けんは、次の6つのステップでつくることができます。

ステップ1…保存瓶に水を注ぎ、苛性ソーダ75gを入れます。作業は換気のよい場所で行い、ガスを吸ったり、皮膚に溶液がかからないように注意してください。水が非常に高温になるので、子供の手が届かない所に置いて冷まします(苛性ソーダ溶液)。

ステップ2…ココナッツオイルをソースパンに入れ、38～54℃で熱します。

ステップ3…苛性ソーダ溶液を室温(35℃)まで冷まし(熱くはなく温かい程度)、耐えずかき混ぜながら、ゆっくりとオイルに注ぎます(石けんの溶液)。

ステップ4…石けんの溶液は、最初は透明ですが、冷めるにつれて、だんだん白く硬くなってきます。ミルクシェイク程度になるには2時間ほどかかります。ずっとかき回している必要はありませんが、頻繁にチェックして、だまにならないようにしてください。

ステップ5…石けんの溶液をスプーン1杯すくい、それを残りの石けん溶液の上から振りかけて、硬さをチェックします。沈まずに表面に留まるようなら、型に注ぐことができます。24～48時間、または固まるまで型に入れておきます。

ステップ6…石けんは固まりますが、かちかちにはなりません。この段階なら簡単に切ることができます。四角く切って型からはずします。しっかり硬くなるまで少なくとも2週間おいてから使用してください。2週間経ってもやわらかい場合は、さらに硬くなるまで待ちます。使える状態かどうか確かめるには、手を洗ってみましょう。手がヌルヌルしてなかなか石けんが落ちないようなら、まだ硬くなっていません。手を酢で洗い、さらに2週間ほどおいてください。

以上がつくり方です。このレシピのハンドソープは無臭ですが、香りをつけたい場合は、型に入れる前に少量のエッセンシャルオイルを混ぜます。エッセンシャルオイルは植物の芳香性を抽出した、植物や花の香りのエキスです。苛性ソーダの溶液に混ぜると芳香が消えてしまうものもありますが、量が多過ぎると反応を速めたり熱くなり過ぎたりして、石けんができる過程に影響を与え、仕上がりを損なう恐れがあります。1回につき40滴ほどを限度に使ってください。よく使われるエッセンシャルオイルは、ローズ、ラベンダー、ユーカリ、白檀、クローブです。

［ココナッツミルクバスソープ］

《材料》ココナッツ石けんの材料・器具に加えて次のもの。植物由来のグリセリン…大さじ2杯、エッセンシャルオイル…20〜40滴、ココナッツミルク…1・2カップ（240mL）

ココナッツミルクを使った石けんは、前述のココナッツ石けん（ハンドソープ）よりもマイルドで、入浴用に向いています。純粋なココナッツオイルとは異なり、ココナッツミルクにはタンパク質が含まれているので、よりよい石けんができると思います。

つくり方は、前述したココナッツ石けんの手順に従いますが、苛性ソーダ溶液を注ぐ前に、ココナッツオイルにグリセリンを混ぜます。グリセリンが皮膚の軟化剤として働き、肌にやさしい石けんになります。石けんの溶液が硬くなり、型に入れる頃合いになったら、エッセンシャルオイルとココナッツミルクを混ぜます。ココナッツミルクを加えると、溶液がやわらかくなるので、硬くなるまでもう少し待ってから型に流し込みます。

［ココナッツミルクシャンプー］

《材料》　ココナッツ石けんの材料と同様

ココナッツ石けん、ココナッツミルクバスソープのどちらを使っても、泡立ちのよい手づくりのシャンプーをつくることができます。石けんのタイプにかかわらず、基本的なつくり方は同じです。私はココナッツミルクバスソープが気に入っています。

ナイフや野菜用カッターでココナッツミルクバスソープを削り、１・８カップ（３６０mL）のフレークをつくります（カップにぎゅうぎゅう詰めないこと）。水１・８カップを沸騰させてから、ごく弱火にします。先ほどつくった石けんのフレークを加えてそのまま置き、時々かき混ぜて溶かします。火から下ろし、植物由来のグリセリンを０・３カップ（60mL）加えて混ぜてから冷まします。

ラベンダーやレモンオイルなどの香料を数滴落としてもよいでしょう。かすかに香る程度に入れてください。シャンプーは液状になっていますから、やわらかいプラスチックボトルに入れます。

シャンプーを濃く、または薄くしたい場合は、石けんのフレークの量で調節します。ただし、量が多過ぎるとシャンプーが固い石けんになってしまいます。

［ココヤシ石けん］

《材料》 ココナッツ石けんの材料とパームオイルもしくはオリーブオイル

ココナッツオイルとパームオイルを組み合わせれば、手洗いにも入浴にも使える石けんがつくれます。つくり方は前述のココナッツ石けんと同じですが、ココナッツオイルを半分に減らし、その分のパームオイルを加えます。苛性ソーダも62gに減らします。他は同様につくります。

オリーブオイルなどの異なるタイプのオイルを使っても石けんをつくれます。パームオイルをオリーブオイルなどに替えるだけです。使用するオイルの少なくとも半分はココナッツオイルにしましょう。

［脱脂剤とメイク落とし］

グリース、ペンキなどで汚れた手を、普通の石けんで洗い落とそうとしたことがあるでしょうか。手がひりひりするまでこすっても汚れは落ちません。油性製品は落ちにくいため、グリース洗浄剤などが必要です。

ここでも1つの選択肢として挙げられるのがココナッツオイル（石けんではなく普通のココナッツオイル）です。ココナッツオイルは驚くほど脱脂効果のある洗浄剤で、手をきれいにするために、長時間こする必要はありません。小さじ1杯程度のココナッツオイルで手を洗うと、汚れは溶けてほとんど落ちてしまいますから、ペーパータオルで拭き取れます。その後は普通の石けんで洗い流してください。これで簡単に手の汚れを落とせます。さらに洗浄力が必要な場合は、ココナッツオイルに少量のコーンミールを加えれば、オイルにざらつきが加わり、しつこい汚れも落とせます。

ココナッツオイルは天然のすばらしいメイク落としでもあります。高価なメイク落としは必要ありません。少量のココナッツオイルを顔に塗り、余分なココナッツオイルとメイクをティッシュで拭き取ってから洗顔すると、さっぱりときれいになります。洗顔後、肌にうるおいを与えてやわらかくするために、ココナッツオイルを薄くのばすとよいでしょう。

ファスティングとデトックス

ココナッツウォーターのファスティング

ココナッツは体内の毒素を排出して、治癒のプロセスを早めるのに役立ちます。ファスティング（断食）は人間が古来から行ってきた治療法の1つであり、聖書を始め、古代エジプトやギリシャの医学書にもその記述があります。医学の祖であるヒポクラテスは、健康を高める手段としてファスティングを提唱しています。

ファスティングによって、人体は食物を消化して排出するという負担から解放され、治癒と浄化に力を注げるようになります。この間に毒素が除去され、治癒プロセスが早まるのです。ウォーター・ファスティング（水断食）は昔からよく知られており、現在でも行われています。この方法では、数日間、水以外は一切口にできません。1日〜30日、あるいはそれ以上の期間続けます。特に20世紀初頭、多くの医療者は慢性病患者の治療にウォーター・ファスティングを行い、喘息、アレルギー、腎疾患、結核などの健康問題の改善に成果を上げました。

ジュースによるファスティングも、治療目的でよく行われている方法です。野菜や果物のジュースをとる方が、水だけのファスティングよりも効果があると考えられています。理由は水には栄養がまったくないからです。

体を維持するためには、蓄えてある栄養に頼らざるを得ません。しかし多くの人々の栄養状態はよくないため、蓄えてある栄養が使い果たされると、治癒プロセスの進行が遅くなってしまいます。ジュースによるファスティングなら、患者はビタミンやミネラルを補給することができ、その結果、治癒がより速やかに進みます。もう一つのメリットは、ジュースが少量のエネルギーを供給することで体を元気にすることです。ウォーター・ファスティングでは、体が非常にだるくて疲れやすく、何もする気が起きませんが、ジュースによって、日常的な活動を行うエネルギーを得ることができます。

ココナッツウォーターも、ファスティングに使うことができます。まだ抗生物質などの薬がなかった20世紀前半、ココナッツウォーターを使用したファスティングで医師たちは成果を上げていました。1958年に出版された『Super Health Thru Organic Super Food』(オーガニックスーパーフード健康法)の中で、レイモンド・バーナード博士は、ココナッツウォーターのみの食事療法で、著しい成功を収めた医師について述べています。その医師は、進行した結核で死を待つばかりだったある女性が、6カ月間ココナッツウォーターだけを摂取したところ、健康を取り戻したというケースを報告しています。また、ミルクや他の食べ物をとることができなかった乳児に、ココナッツウォーターを6カ月間与えると、とても元気になったという事例もあります。

バーナード博士によれば「これは不思議ではない」そうです。「ココナッツウォーターはバランスのよい栄養源で、きれいな水分、脂質、糖質、ミネラル、ビタミンなどが含まれているからだ。また、ココナッツウォーターにはほとんどの食品に欠けている微量栄養素も含まれている。ココナッツウォーターを豊富に摂取すると、栄養状態がよくなるうえに、完全なファスティングに伴う極端な体重や体力の減少といった不都合を起こすことなく、普段の生活や活動を続けることができる」と述べています。

ココナッツウォーターには、強い洗浄力とアルカリ化の力があります。ココナッツの産地では、よりよい風味と甘味を持つヤングココナッツウォーターが好まれていますが、熱帯地域以外の食料品店で売られている熟したココナッツウォーターでも十分です。いまでは、容器入りのココナッツウォーターも出回っていますが、ファスティングには実から直接取った新鮮なココナッツウォーターをお勧めします。加熱したり手を加えたりしていないからです。

ココナッツウォーター・ファスティングではココナッツウォーター、浄水、場合によっては生のココナッツの果肉のみを摂取しますが、後術する「無糖レモネード」を飲むのもよいでしょう。まずは3日間試してみてください。7日間以上続けることもできます。ココナッツウォーターには利尿作用があり、頻繁にトイレに行くことになる点には注意してください。

また、ココナッツウォーターのような甘味のあるジュースは、糖分を含んでいます。一般的なジュース・ファスティングの問題点は、多くの人々が果物を入れたジュースを飲む傾向にあることです。このようなジュースは、味はよくても糖分を多量に含んでいます。糖分は細菌のエサになり、血糖値に悪影響を及ぼして治癒の妨げになります。糖分を最小限に抑えたジュースを飲まなければよりよい効果は得られないため、浄化や治癒の面では、果物よりも野菜のジュースの方が優れているとも考えられます。

ココナッツオイル・デトックス

ココナッツオイル・デトックスは、消化器系のバランスを回復し、正常に機能させるための最も効果的な方法です。水やジュースのファスティングよりもはるかに優れています。ココナッツウォーターも含め、ジュースのファスティングには、多量の糖分を含むという大きな難点があります。悪玉菌の増殖を抑制したいなら、菌のエサとなる糖分を与えることは避けなければなりません。

ココナッツオイル・デトックスは問題を引き起こすこれらの菌にまったくエサとなるもの

を与えないので、菌はいずれ死滅します。ココナッツオイルの殺菌効果と相まって、腸内環境は細菌にとって棲みにくい状態になります。鍵をかけられた檻の中で食べ物も与えられず、一緒にいるのが飢えたトラだけだと想像してみてください。悪玉菌は自然に死滅し、善玉菌が再び増殖して腸内環境をコントロールするようになるのです。

このファスティング中には、一見ひどい状態の便が出るかもしれませんが、驚かないでください。これは体内の有害な老廃物が排出されているためです。私はファスティング中に、全部合わせれば人のこぶしほどの大きさになるような真菌の塊が、ぼろぼろと排出されたのを見たことがあります。

ココナッツオイルは、よいカロリー源にもなります。他の食物やカロリーをとらなくても、普通に活動できるように、エネルギーレベルを高めてくれます。このデトックス中は、通常よりもはるかにたくさんのココナッツオイルを摂取します。多量のココナッツオイルを食べても、まったく害はありません。また、相当量の水を飲むことも重要です。無糖レモネード（後述のレシピを参照）も好きなだけ飲んでかまいません。

ココナッツオイルは1日大さじ8～12杯食べましょう。多過ぎると感じたら、少し控えて、食べられる分だけにしてもかまいません。一度にではなく、一日に数回に分けてとるようにします。夜にココナッツオイルを食べると、エネルギーが過剰になり、寝つけなくなることがあるので、就寝前の3～4時間は摂取を避けた方がよいでしょう。水と無糖レモネードを十分に飲むことを忘れないでください。

ココナッツオイルはスプーンから直接飲んでかまいません。そうしている人は大勢います。特に、良質なバージンココナッツオイルなら、それほど難しくはありません。しかし、大半の人はココナッツオイルに限らず、どんなオイルでも、スプーンから直接飲むことに抵抗を覚えるでしょう。ココナッツオイルを無糖レモネードに加えると、かなり飲みやすくなるのでお勧めします。室温程度に温めた無糖レモネードに、溶けたココナッツオイルを入れてかき混ぜます。オイルが表面に浮いてきますが、ココナッツオイルそのものよりは、ずっと飲みやすいと思います。

カップ1杯の無糖レモネードに対し、大さじ1～2杯のココナッツオイルが適量です。一日を通じて数時間ごとに1杯飲めば、大さじ8～12杯のココナッツオイルを摂取できます。まず朝食として1杯飲み、それから午後6時または7時まで、2～3時間おきに飲んでください。それ以降、寝るまでココナッツオイルはとりませんが、無糖レモネードは飲んでもかまいません。

無糖レモネードに混ぜても飲みにくいという人には、他の方法があります。プレーンヨーグルトにココナッツオイルを混ぜて食べると、とてもおいしくなります。ヨーグルトはもちろん無糖無香料で、できれば生きた乳酸菌が入っているオーガニックなものがよいでしょう。乳酸菌には、腸の善玉菌を増やす効果もあります。くれぐれも加糖ヨーグルトは避けてください。

食べる準備として、ヨーグルトを室温に戻し、ココナッツオイルは熱くない程度に溶かします。ヨーグルト0・3カップ（60mL）に、溶けたココナッツオイルを大さじ2杯加え、ココナッツオイルがヨーグルトになじむようによく混ぜてください。甘味をつけるためにステビアの液を4滴落とします。食べた後で無糖レモネードを飲んでください。これで簡単にココナッツオイルが摂取できます。

ファスティング中、生のココナッツを少量食べてもかまいません。量は1日に100g程度を限度とします。ココナッツの果肉は食物繊維を豊富に含み、善玉菌のエサになります。また腸の動きを助け、死んだ細菌や真菌の排出を促します。ココナッツオイルによって若干むかつきがある場合、生のココナッツを少し食べれば、胃を落ち着ける効果もあります。

この方法でデトックスを行っている間に摂取できるのは、浄水、無糖レモネード、ココナッツオイル、少量のココナッツの果肉です。プレーンヨーグルトを除き、これ以外は一切口にしないでください。

最初は少々空腹を感じるでしょうが、飢えに苦しんだり、栄養不良になったりすることはなく、人によっては数カ月続けても問題はないでしょう。十分に食べていないと心配する必要はありません。最初の1日が過ぎれば空腹感は消え、食べたいという気持ちも収まるでしょう。食べ物が目の前にあれば別ですが、そうでなければ、食べる必要性を感じないはずです。

無糖レモネードには以下の材料が必要です。

《材料》 生のレモンまたはライムの果汁…2・4カップ（480mL）、浄水または蒸留水…16・8カップ（3・36L）、ステビアエキスの粉末…小さじ1杯、海塩…小さじ2杯

まずレモンかライム、または両方を合わせて、2・4カップ分を搾ります。だいたいレモン8個分の量です。レモンとライムは、肝臓の浄化を助けます。これに浄水か蒸留水を16・8カップ加えます。水道水は、塩素やフッ化物などの化学物質が含まれているので、使わないでください。体を浄化しようというときに、さらに毒素を取り込むわけにはいきません。浄水がない場合は、ミネラルウォーターを使ってください。

レモンの果汁はとても酸っぱいので、甘味を加えるために、ステビアエキスの粉末を加えます。ステビアエキスはほぼカロリーゼロで、細菌のエサになったり、血糖値に影響を及ぼしたりすることはありません。最後に、海塩を加えます。精製していない海塩には何種類も

の微量栄養素が含まれているので、浄化や治癒の効果を高めてくれます。私は普段、無糖レモネードをつくるとき、海塩を小さじ1杯だけ入れます。しかしココナッツオイル・デトックスで使用するときは、さらに小さじ1杯を加えて、尿、汗、呼吸によって失われる微量栄養素を補うようにします。

できあがった無糖レモネードは、冷蔵庫で保存しましょう。酸っぱいけれどおいしいレモネードです。ステビアを使ったことがない、または大の甘党という人には、飲み慣れるまで時間がかかるでしょう。

ココナッツオイル・デトックスは、消化官を浄化するための理想的な方法です。浄化には3〜7日、またはそれ以上の日数がかかることがあります。しかし、長期間行う場合は、ファスティング経験者の助言を受けることを勧めます。7日以内の短いココナッツウォーターのファスティングなら、自分1人で行ってかまいませんし、3日間のココナッツオイル・デトックスなら誰でもできると思います。もし、重大な健康問題があるなら、長く続ける前に、医師のチェックを受けたほうがよいでしょう。

健康に問題がある人のほとんどは、食事内容、栄養状態に問題があります。ファスティングを始める前に、2〜4週間の準備期間をとり、毎日総合ビタミン剤とミネラルのサプリメントを摂取しましょう。新鮮な野菜と全粒穀物を増やすようにして、少なくとも1日8つ

（SV）の野菜を食べるように心がけましょう。1日1回は、メインの食事としてサラダを食べ、毎日大さじ1～3杯のココナッツオイルを食事に加えてください。甘いもの、コーヒー、アルコール、白米、精製パン、小麦粉製品、ジャンクフードは禁物です。事前にこれだけの準備をすれば、ファスティングが楽になり、よりよい効果が期待できます。

ファスティング中に腸の不快感、吐き気、腰痛を感じたら、塩の量を増やして水を十分に飲みます。塩分は日々失われていくので、ファスティング中は適切な量の塩をとることが重要です。水を飲んだときに、爽やかさではなく淀んだ味気なさを感じるようになったら、もう少し塩をとるべきというサインです。必要なのは海塩に含まれている微量栄養素なので、普通の食卓塩ではなく、必ず精製していない海塩を使ってください。

デトックスの過程で、好転反応を経験するかもしれません。これは、長期的なファスティングにおいて、専門家の助けが必要な理由の一つです。強いデトックスでは、好転反応による不快な症状が引き起こされるかもしれませんが、何も心配はいりません。健康状態が改善しているサインであり、健康を取り戻しつつあること、そしてデトックスが終われば、ずっと気分がよくなることを示しています。

［ココナッツオイルパック］

《材料》 ココナッツオイル、プラスチックシート、ウールまたは綿のフランネル、お湯のボトル、バスタオル、毛布

ココナッツオイルパックは、腹部に局所的に塗って温めるものです。ココナッツオイルがリンパ系に吸収され、効果を発揮します。頭痛、肝疾患、便秘、腸疾患、夜間頻尿、関節炎などに効果的だと言われています。また妊娠中や生理期間中にも役立ちます。

準備として、フランネルを三重に折り畳み、胸からウエストまで、腹部がすっぽり覆われる大きさにします。ココナッツオイルを熱くない程度に温め、フランネルに十分（オイルがたれない程度）含ませます。

ベッドがココナッツオイルで汚れないように、古いバスタオルを広げて仰向けに横たわり、膝の下に枕を入れて、脚を少し高くします。ココナッツオイルをしみ込ませたフランネルを腹部に当て、ビニールシートで覆い、その上にお湯のボトルを1～2本乗せます。熱を保つために毛布をかけ、約60分間パックしてください。お湯が冷めてきたら、誰かに頼んで入れ替えてもらいましょう。

終わったらすべて取り去って、腹部に残っているココナッツオイルで全身をマッサージしましょう。ペーパータオルで拭き取ってもかまいません。フランネルはプラスチック容器に

入れておき、ココナッツオイルを足してまた使うことができます。症状が改善するまで、毎日または1日おきに行ってください。パックが変色してきたら、新しいものに取り替えてください。

●ココナッツを使った寄生虫駆除

体内の寄生虫駆除に、ココナッツは効果的なことがわかっています。生のココナッツよりも、乾燥ココナッツの方が効果的です。ココナッツと下剤によって、寄生虫を排出することができます。寄生虫の卵を駆除するために、クローブを取り入れてもよいでしょう。寄生虫を駆除しても卵をそのままにしておくと、いずれは寄生虫が増えることになります。

寄生虫駆除によってお腹がゆるくなり、頻繁にトイレに行く時間が続きますから、不都合のない日を選んで行ってください。前日から始めますので、トイレ通いに土曜日を選んだなら、金曜の午後か夜から駆除を始めます。土曜の朝は、トイレに行けるように待機していなければなりませんが、昼までには通常の状態に戻るでしょう。

寄生虫駆除の第1段階は3カップ（600mL）の乾燥ココナッツを食べることです。一度に食べられるなら夕食に、2度に分けるなら昼食と夕食に食べます。それでも無理なら、食事の合間に食べるか、朝食から始めてもかまいません。一度始めたら、ココナッツ以外のものは一切食べないこと。また、水を十分に飲んでください。

夕食後2時間ほどしたら、約180mLの水に大さじ1杯のエプソム塩(硫酸マグネシウム)を溶かして飲みます。エプソム塩はおいしくないので、ストローを使えば飲みやすいかもしれません。味を和らげるために、ビタミンCの粉末かレモンジュースを少量加えてもよいでしょう。さっと飲み干して、さらにコップ1杯の水を飲んでください。2時間ほど待ってから、就寝前に、水180mLに大さじ1杯のエプソム塩を溶かしたものをもう一度飲みます。その後、水を飲んでください。

朝になると、ゆるく水っぽい便が出て、腸が空になるまで何度かトイレに行かなければなりません。もし寄生虫がいれば、便座の中に浮いているのが見えるでしょう。生きて動いているので、それとわかります。

多くの人は乾燥ココナッツの料理に慣れていないので、寄生虫駆除のために3カップの分量を食べるのは容易ではないでしょう。次の2つのレシピは、乾燥ココナッツをおいしく食べることができます。

［ココナッツポリッジ］

《材料》 水…2・1カップ（420mL）、乾燥ココナッツ（無糖）…1・5カップ（300mL）、レーズンまたは刻んだプルーン…½カップ、はちみつ…大さじ1杯、クローブの粉末…小さじ½杯、塩…適量

ソースパンで水を沸騰させ、細かくすったココナッツ、レーズン、はちみつ、クローブ、塩を入れます。弱火にして8分ほど、またはレーズンが十分やわらかくなるまで煮ます。ヨーグルトとココナッツミルクをかけて、温かいうちに食べます。新鮮な果物を添えてもよいでしょう。桃、マンゴー、パイナップルのスライスなどがよく合います。水を十分に飲んでください。

このレシピには、寄生虫駆除に必要なココナッツの量の半分しか入っていません。必要量を全部とるためには、レシピの分量を倍にしてもよいのですが、一度に食べるには多過ぎます。1回に食べられる量だけとるようにしてください。3カップ分をとることができなければ、もう一度つくって、次の食事とするか、ココナッツマカロンを食べるとよいでしょう。

［ココナッツマカロン］

《材料》 卵白…2個分、塩…ひとつまみ、バニラ…小さじ½杯、未精製糖…適量、乾燥コ

コナッツ…1・2カップ（240mL）

卵白、塩、バニラを角が立つまで泡立て、未精製糖を少しずつ加えてさらに硬くなるまで泡立てたら、乾燥ココナッツを混ぜます。好みでクローブの粉末を小さじ2分の1杯加えてもよいでしょう。ココナッツオイルをまんべんなく塗った天板の上に、小さじ山盛り1杯ずつ落としていきます。165℃のオーブンで20分焼きます。1分ほど冷ましてから熱いうちに、気をつけて天板から取り出します。冷めるとこびり付きやすいので、まだ熱いうちの方が楽でしょう。

3カップ分の乾燥ココナッツをとるには、この分量よりも多く食べなければなりませんが、小さいマカロンなので、それほど難しくはないでしょう。マカロンとココナッツポリッジを組み合わせて、1日のうちに必要量を摂取します。

このレシピにかぎらず、適切な量のココナッツが入っていれば、どんなレシピでもかまいません。乾燥ココナッツの他に、ココナッツフラワーを使ってもおいしくつくることができます。

おいしいココナッツレシピ

［ココナッツカッテージチーズ］

《材料》 ココナッツオイル…大さじ1〜3・5杯、カッテージチーズ…1・2カップ（240mL）、イチゴまたは桃…1・2カップ（240mL）、ココナッツシュレッド…0・3カップ（60mL）

これは1日に摂取するココナッツオイルを食事に取り入れるための、シンプルでおいしいレシピです。

溶けたココナッツオイルとカッテージチーズを、なめらかになるまでブレンダーもしくはフードプロセッサーにかけます。ボウルにあけて、ココナッツシュレッドと果物を入れ、よくかき混ぜます。

［ココナッツスパイスドリンク］

《材料》 ココナッツミルク…1・2カップ（240mL）、シナモン…大さじ1/2杯、クローブまたはナツメグの粉末…小さじ1/8杯これは血糖値の調節を助けるおいしいドリンクです。シナモンとココナッツには血糖値を抑える効果があります。

ココナッツミルクをソースパンに入れ、シナモンとクローブまたはナツメグの粉末を加えてよくかき混ぜます。5分ほど煮てスパイスを混ぜ合わせ、冷やして飲みます。

［ココナッツジンジャードリンク］

《材料》 水…0・6カップ（120mL）、生のショウガの薄切り…1～2枚、ココナッツミルク…1・2カップ（240mL）、はちみつ…小さじ1杯

このドリンクには、吐き気、消化不良、乗り物酔いをやわらげる効果があります。

ソースパンで水を沸騰させたらショウガを入れ、弱火で10分煮ます。火から下ろしてショウガを取り出し、ココナッツミルクとはちみつを入れてよく混ぜ、温かいうちに飲みます。

［関節炎に効くジンジャーティー］

《材料》 ショウガ…適量、お湯…0・6カップ（120mL）、粉末ターメリック…小さじ1/4杯、ゼラチン…大さじ1杯、ココナッツオイル…大さじ1杯、オレンジジュース…0・6～1・2カップ（120～240mL）

このお茶は、関節炎の回復を助けます。ショウガの量が多いほど炎症を抑える効果が高まるので、好きなだけ入れてください。水0・6カップを鍋で沸騰させ、薄切りにしたショウガを入れて5分ほどコトコトと煮ます。鍋を火から下ろしてショウガを取り出し、ターメリックの粉末小さじ4分の1杯と無香料のゼラチン大さじ1杯を入れてよくかき混ぜます。

さらに、ココナッツオイル大さじ1杯を加えて、ゼラチンが溶けるまでかき混ぜ、カルシウム入りのオレンジジュースを0・6〜1・2カップ加えます。1日に1〜2回飲んでください。

［ヘルストニック］

《材料》新鮮な野菜ジュース…1・2カップ（240mL）、お湯…0・6カップ（120mL）、ココナッツオイル…大さじ2杯、オニオンパウダー…小さじ¼杯、トマトソース…1缶（230mL）、新鮮なレモンジュース…小さじ1・5杯、海塩…小さじ¼杯、コショウ…適量

とてもおいしいこのトニックには、1日の始まりに必要なエネルギーを与えてくれるビタミンとミネラルがたっぷり含まれています。朝食に最適ですが、1日中いつ飲んでもかまいません。温かくして飲む方がよく、軽めのトマトスープといった味わいです。朝のコーヒー1杯に代わる健康的な飲み物です。

つくり方は、まずジューサーで野菜ジュースを1・2カップつくります。いろいろな栄養素がとれるように、何種類か組み合わせてください。ニンジン、ビーツ、セロリ、チャード、ホウレンソウ、コリアンダー、ピーマン、ズッキーニなどがよいでしょう。キャベツ、カリフラワー、ブロッコリー、カブ、チンゲンサイなどのアブラナ科の野菜は味が強いので、量は控えめにします。

水0・6カップ、ココナッツオイル、オニオンパウダーをソースパンで熱し、ココナッツオイルを完全に溶かします。これにトマトソース、野菜ジュース、レモンジュース、塩、コショウを加えて混ぜます。十分温めてココナッツオイルが溶けている状態にしてください。トニックの味が強過ぎたら、少量の水で薄めます。よく混ぜて飲んでください。

ジューサーがない場合は、野菜ジュース抜きでつくります。水360mL、トマトソース、オニオンパウダーを小さいソースパンに入れて熱します。火から下ろし、レモンジュースとココナッツオイルを入れてかき混ぜ、塩・コショウで味付けします。かき混ぜて飲んでください。

［グリーン・ヘルストニック］

《材料》　ヘルストニックの材料と青汁の粉末

ビタミンとミネラルを強化するため、前述のヘルストニックに、青汁の粉末をスプーン1

杯加えてつくります。乾燥したアルジー、オオムギ、アルファルファ、カモジグサなどは、クロロフィルを豊富に含み、ドリンクに独特の緑色を与えます。

［プロテイン・ヘルストニック］

《材料》 ヘルストニックの材料と卵

前述のヘルストニックにタンパク質を加えたいなら、生卵を入れるのが簡単です。ヘルストニックに卵を入れて、ブレンダーかミキサーにかけます。私はオーガニックまたは放し飼いの鶏の卵を使うようにしています。生卵はビタミンやミネラルの宝庫であり、上質のタンパク源です。好みにより、固ゆで卵をブレンダーにかけたものを使ってもかまいません。

［抗カンジダトニック］

《材料》 ココナッツオイル…0・3カップ（60mL）、生卵…1個、果物…0・6カップ（120mL）、ココナッツシュレッド…0・6カップ（120mL）、プレーンヨーグルト…1・2カップ（240mL）、液体ステビア…8～12滴

このトニックは、抗カンジダ効果のあるココナッツオイル、ヨーグルト、食物繊維の豊富なココナッツシュレッド、果物を混ぜてつくります。果物とステビアは甘味をつけるために

使います。味も見た目もスムージーに似ています。

つくり方は、卵と溶けたココナッツオイルをブレンダーにかけ、十分に混ぜます(約10秒)。残りの材料を加えてなめらかになるまでかき混ぜます。使用する果物は、イチゴ、ラズベリー、ブラックベリー、ブルーベリーなどがよいでしょう。GI値が比較的低く、カンジダ菌のエサとなる糖分の摂取も抑えられます。

[のど用シロップ]

《材料》 ココナッツシュガー…大さじ1杯、つぶしたコショウの実…小さじ1/8杯、粉末ターメリックまたはターメリックの根…小さじ1杯、水…1・2カップ(240mL)、ココナッツミルク…0・6カップ(120mL)

これは東南アジアの伝統的な治療薬で、のどの痛みに驚くほどよく効くと言われています。元々のレシピではココナッツの花蜜からつくられたココナッツシュガー(パームシュガー)を使いますが、手に入らない場合は未精製糖(スカナット)、糖蜜、はちみつで代用できます。

ココナッツシュガー、コショウの実、ターメリック、水をソースパンに入れて煮立たせ、弱火にして、水分が半分になるまで煮詰めます。火から下ろして濾し、ココナッツミルクを加えます。1~2時間おきに大さじ2杯を飲みます。

［ポール・ソスの快腸レシピ］

《材料》　乾燥または生のアプリコット…1・2カップ（240mL）、種抜きのドライプルーン…1・2カップ（240mL）、水…1・2カップ（240mL）、生の刻みショウガ…大さじ½杯、ヤムイモ…0・6カップ（120mL）、ココナッツミルク…1・2カップ（240mL）、未精製糖あるいははちみつ…大さじ2杯

これはポール・ソスが気に入っていたレシピの1つで、彼は便通に問題がある人々にこれを勧めていました。

ドライフルーツは一晩水につけて戻し、ヤムイモはやわらかくなるまで蒸すか焼き、その後冷まします。鍋に果物とショウガを入れ、かぶる程度の水を入れます（水を入れ過ぎないこと）。約30〜40分、やわらかくなるまでコトコト煮て火から下ろし、数分間冷まします。果物をフードプロセッサーかブレンダーに入れ、ココナッツミルク、ヤムイモ、未精製糖あるいははちみつを加えてクリーム状にします。濃いスムージーかプディングくらいの濃度が適当です。薄いようならヤムイモを加えてください。

温かくして食べます。プディングのように食べる他、カットフルーツ、パンケーキなどにかけてもよいでしょう。

【便秘に効くドリンク】

《材料》　リンゴジュース…0・6カップ（120mL）、液体クロロフィル…大さじ2杯、アロエベラジュース…大さじ2杯、ココナッツフラワー…大さじ1杯

　これはひどい便秘に悩んでいる人のためのレシピです。すべての材料を混ぜて飲みましょう。次に、コップ1杯の水でカスカラサグラダのカプセル2個を飲むとよいでしょう。カスカラサグラダは、腸の動きを活発にするハーブです。30〜60日間は毎晩このドリンクを飲み、その後は特に期間を決めずに、1日おきに飲むとよいでしょう。夜飲めば寝ている間に効いて朝には便通があり、1日中問題なく過ごせます。

ココナッツの湿布や軟膏

【カイエンペッパーの湿布】

《材料の割合》　カイエンペッパー…1、ココナッツオイル…1

　カイエンペッパーとココナッツオイルを1対1の割合で使用します。ココナッツオイルを温めた後、カイエンペッパーと混ぜてペースト状にして冷まします。肌に塗って包帯で固定

します。日中、湿布が乾いてきたらココナッツオイルを足してください。毎日繰り返し塗り、怪我の治療や止血に使います。コンフリーやアロエなどの伝統的なハーブによる治療よりも効果があると言われています。

［オレガノ軟膏］

《材料の割合》 エッセンシャルオレガノオイル…1、ココナッツオイル…5

オレガノ軟膏は、ココナッツオイルとオレガノオイルを混ぜてつくります。オレガノはイタリア料理に最適なシーズニングとして知られており、効果的な殺菌剤でもあります。オレガノオイルは、健康食品店でエッセンシャルオイルとして販売されています。希釈されているものではなく、混じりけのないエッセンシャルオレガノオイルを使用してください。エッセンシャルオレガノオイルは非常に強く、皮膚をひりひりさせることがありますから、注意してください。ココナッツオイルで薄めて使うことが大切です。

オレガノ軟膏の調合は簡単で、エッセンシャルオレガノオイルとココナッツオイルを1対5の割合で混ぜるだけです。

これを必要な場所に塗ります。真菌感染症に効果的です。深く入り込んだ足の爪の真菌は、非常に治療が難しく、薬を使っても治癒までに何週間もかかります。この軟膏なら、数日のうちに著しい効果が表れます。髪につけて頭皮をマッサージすれば、フケがなくなります。少なくとも1日に1回患部にオレガノ軟膏をすり込んでください。綿棒を浸して塗れば簡単です。敏感肌の人は少しひりひりするかもしれませんが、心配はありません。オレガノの香りは強烈ですが、すぐに消えます。

［ペパーミント軟膏］

《材料の割合》　ペパーミントオイル…1、ココナッツオイル…5

この軟膏には、筋肉の痛みや緊張をほぐし、炎症をやわらげる効果があります。けいれんや筋肉痛による背中の痛みにも最適です。患部にたっぷりと軟膏を塗ってマッサージします。ペパーミントエキスではなく、必ずエッセンシャルペパーミントオイルを使ってください。ペパーミントオイルとココナッツオイルを1対5の割合で混ぜてつくります。

［クローブ軟膏］

《材料の割合》　クローブオイル…1、ココナッツオイル…10

細菌感染症に効く軟膏です。歯肉に塗ると、歯周病予防に効果があります。綿棒で塗るとよいでしょう。クローブオイルとココナッツオイルを1対10の割合で混ぜてつくります。

［骨・関節のための軟膏］

ハーブを使った軟膏は、昔から漢方医が使用して大きな効果を上げてきたものです。私はハーブにココナッツオイルを加えたところ、すばらしい軟膏をつくることができました。

この軟膏は、皮膚、骨、筋肉、関節などのあらゆる損傷に効果があります。ねんざ、肉離れ、発疹、やけど、切り傷などによく効きます。

私はこの軟膏で指の脱臼の痛みを治したことがあります。かなり痛みはあるものの指を動かすことはできたので、最初はただの捻挫だと思い、市販の軟膏をつけてみましたが、効果はありませんでした。何の改善も見られないまま数週間が過ぎ、カイロプラクターに診てもらったところ、彼は私の指をぐっと引いてねじり、元に戻したのです。思わず待合室の人々を震え上がらせるような悲鳴を上げてしまいました。ある程度使えるようにはなったものの、痛みとこわばりは数週間続きました。そこでこの軟膏に大きめの包帯を浸して指に巻いてみたのです。翌日包帯を取ってみると、指は驚くほどよくなっていました。

軟膏の材料の割合は次の通りです。

《材料の割合》　ホワイトオークの樹皮…6、コンフリーの根…6、ウスベニタチアオイの根…3、モウズイカの葉…3、クログルミの樹皮または葉…3、グラベルルート…3、ニガヨモギ…2、ロベリア…1、タツナミソウ…1、ココナッツオイルハーブをガラスまたはステンレスの容器に入れ、ココナッツオイルをハーブが完全に浸るくらい注ぎます。ハーブから治癒効果のあるエッセンシャルオイルと植物化学物質を抽出するため、82℃のオーブンに4時間入れます。

その後、容器を取り出して冷まし、オイルを濾しながら別の容器に移します。もう一度、はじめの容器にハーブを戻し、ココナッツオイルを入れます。最初と同じく4時間温めてから濾します。3度目も、ハーブの残りのエッセンシャルオイルを抽出することもできます。

これで軟膏は完成です。ココナッツオイルには抗酸化作用があるので、数カ月はもちますが、冷蔵庫で保存してもかまいません。

患部に軟膏をたっぷり塗ってマッサージします。敏感な部位の場合は、温めた軟膏に包帯を5～10分浸してから巻きます。患部が広い場合は、綿の布を使ってもよいでしょう。包帯に十分軟膏をしみ込ませてください。オイルがたれて衣服やシーツを汚さないように、包帯を巻いたらラップで包みます。症状が治まるまで、毎晩包帯を巻いたまま眠ります。

症状がひどい場合には、これらのハーブを使ったお茶を1日3回飲むことで、体の内部から治療することもできます。ハーブに熱湯を注ぎ、約5分間冷めるまで置いて、ハーブの成分を抽出します。その後、ハーブにお湯を足し、濾してから飲んでください。好みでココナッツオイル大さじ1杯を入れてもよいでしょう。

9

ココナッツ治療法

本章では、ココナッツの効果が認められている多くの健康上の問題を取り上げます。ポール・ソスは、何にでもココナッツオイルを使ってみることを勧めました。本章に掲載した情報は、出版物、医学文献、研究のほか、ポール・ソスと私、そしてたくさんの人々の体験に基づいたものです。しかし、医療従事者の治療やケアを受けることを止めるように勧めるものでないことはもちろん、医学的アドバイスでもありません。

目的は、ココナッツの有効性に関する知識の共有です。あなた自身でヘルスケアに関する情報を調べて判断し、必要であれば、医師と相談して治療を進めてください。

［足の爪の真菌感染症］

足の爪が黄色あるいは茶色に変色し、厚く、形がゆがんでいる場合は、真菌が問題を起こしています。足の真菌は、皮膚の乾燥、たこ、ひびなどの原因となります。足の臭いが強いのも特徴で、炎症が起きていることもあります。

対処法として、足を隅々まで洗って乾かし、感染部位をココナッツオイルでマッサージします。皮膚、足の爪にしっかり浸み込ませた後、ココナッツオイルに浸した包帯（P262）を巻きます。1日中、包帯を巻いておくことができないときは、夜に巻いて、そのまま寝ましょう。毎日、包帯を巻き直しましょう。日光も効果的で、約2週間、足の感染部位を20分以上、日に当てます。太陽が真上にある午前10時から午後4時までが適しています。1週間もすれば症状は目に見えてよくなります。効果を高めるには、ココナッツオイルの代わりにオレガノ軟膏（P３３６）を使うのもよいでしょう。
手当てをした後も真菌が残っていて、再び症状が生じるのは全身性のカンジダ感染症によるものと思われます。ココナッツオイル・デトックス（P３１６）が効果的です。

［アレルギー］

鼻づまり（P３７３）、自己免疫疾患の項（P３５７）を参照。

［胃潰瘍］

胃潰瘍は、胃の内膜に潜伏している細菌が原因で起こります。ココナッツオイルの健康維持量と治療用量を参考にしてください。無理のない程度に食事にカイエンペッパーを加えます。辛いものが苦手なら、ゼラチンカプセル入りのものを買い、食事のたびに1〜2個飲みます。それでも治らない場合には、ココナッツオイル・デトックスを試すとよいでしょう。

［痛み］

ココナッツオイルを肌に当てても大丈夫な程度に温め、痛むところをマッサージしてよくすり込みます。血行をよくするために肌と筋肉に浸透させます。一日にココナッツウォーターを２３０ mL以上飲み、大さじ３・５杯のココナッツオイルを食べます。痛みが続く場合は、ペパーミント軟膏（Ｐ３３７）でマッサージします。

［イボ］

ココナッツオイルを毎日すり込むだけで消えるものもありますが、硬くてなかなか治らないイボも多くあります。イボの表面を爪やすりで強めにこすって、過酸化水素水を塗り、乾かします。温めたココナッツオイルを十分に皮膚に浸透させます。１日に４～８回これを繰り返すか、ココナッツオイルに浸した包帯（Ｐ２６２）を使います。皮膚が回復して、イボが消えるまで続けてください。

［インフルエンザ］

細菌性・ウイルス性疾患の項（Ｐ３５４）を参照。

［打ち身］
腫れと痛みをやわらげるためには、できるだけ早く患部を氷で冷やします。15分間氷を当て、これを数回繰り返し、ココナッツオイルを薄く塗ります。患部にココナッツオイルを1日に4～8回塗るか、ココナッツオイルに浸した包帯を使います。

［漆によるかぶれ］
患部にココナッツオイルかペパーミント軟膏を塗り、包帯を巻きます。皮膚炎の項（P374）も参照してください。

［エイズ］
ココナッツオイルの治療用量をとるようにします。新鮮な生野菜や果物を中心にした健康的な食事、ココナッツの果肉、ココナッツミルクをたっぷりとります。治療段階では、医師のアドバイスを受けてください。

［栄養不良］
毎日の食事にココナッツオイルを使い、総合ビタミンとミネラルのサプリメントをとりま

す。新鮮な果物、野菜、全粒穀物を多く食べるようにします。インスタント食品は避けてください。できるだけ生のココナッツやココナッツミルクを食べ、ココナッツオイルの健康維持量をとります。

［壊疽］

毎日、ココナッツオイルの健康維持量を食べ、食事ごとにカイエンペッパーのカプセルを1～3個とって血行を促進します。患部にココナッツオイルかカイエンペッパーの湿布（P335）をつけます。

［おむつかぶれ］

おむつかぶれは、便の中にいるカンジダ菌で起こる感染症です。カンジダ菌は温かくて、暗く湿った環境を好み、汚れたおむつは格好の棲み家です。おむつかぶれを治すには、赤ちゃんが便をしたら、すぐにおむつを取り替えます。石けんで肌をていねいに洗い、完全に乾かします。感染部分を外気と日光に当てるため、しばらくはおむつを外したままでいるとよいでしょう。肌の感染している部分に、ココナッツオイルをすり込みます。ココナッツオイルはすばらしいベビーローションであり、おむつを替えるたびに使うことを勧めます。

［風邪］

水をたくさん飲みます。できればバイオフラボノイドを加えた500〜1000mgのビタミンCをとります。両方を含んだサプリメントを求めてください。ココナッツオイルを加えたカモミールティーか、ペパーミントティーを飲みます。1日に2回、首の後ろ、肩、胸をココナッツオイルでマッサージします。鼻づまりの項（P373）も参照してください。

［過敏性腸症候群］

結腸の健康の項（P351）を参照。

［髪］

小さじ1〜2杯の熱いココナッツオイル、あるいはココナッツミルクを髪にすり込みます。できれば熱いタオルで髪を包みます。オイルが頭皮と髪にしみ込むまで、少なくとも30分（可能ならもっと長く）そのままにしてから洗い流します。夜寝る前にもココナッツオイルをつけ、シャワーキャップをかぶって眠り、翌朝洗い流してもよいでしょう。洗い流した後は、数滴のココナッツオイルを手につけて髪を梳《す》きます。

［がん］

植物油、水素添加油、すべての砂糖は、免疫機能を低下させるので使用を止めましょう。甘味料としてはステビアを使います。ココナッツオイルの健康維持量と治療用量を守ってください。がんがある部分を中心に、ココナッツオイルをすり込みます。新鮮な果物と野菜をできるだけ生のまま食べるようにします。ドレッシングには、ココナッツオイルやココナッツミルクを使いましょう。インスタント食品を含め、過度に加工・精製された食品はとらないようにします。タイムエキス、ビタミンA、ビタミンE、亜鉛、セレン、少なくとも1000mgのビタミンC、100mgのグレープシードエキスをサプリメントで摂取します。製品の指示に従って飲んでください。食事のたびにカイエンペッパーのカプセル1個を飲んで血行をよくします。毎日、治療プログラムに沿った運動をします。可能なら日光を浴びて、1000IUのビタミンDを得ます。治療では、医師のアドバイスを受けてください。

［カンジダ症］

可能なら抗生物質の使用は避けましょう。砂糖やスイーツなどはすべて食べないようにして、果物の量を控えます。甘味が欲しければ、ステビアを使うとよいでしょう。精製パンや白米などの精製炭水化物も食べないようにします。ココナッツオイルの健康維持量と治療用量を守ってください。ココナッツの果肉、全粒穀物、豆、新鮮な野菜などを含んだ食物繊維の多い食事をとります。食物繊維は、腸内のカンジダ菌を倒す物質に変わるので、とても重要です。ヨーグルトかケフィアを毎日食べます。症状が改善するまで、1000mgのビタミンCに加え、グレープフルーツシードエキスとタイムエキスを製品の指示に従ってとります。毎日、20〜30分程度日光を浴び、治療プログラムに沿って運動を行います。

全身性のカンジダ症は、非常に治りにくい病気ですが、最も効果的なのはココナッツオイル・デトックス(P316)です。

［肝疾患］

ココナッツオイルに含まれる中鎖脂肪酸は、フリーラジカルや感染症から肝臓を守ります。ココナッツオイルの健康維持量をとってください。シリマリン（オオアザミのエキス）を含んだサプリメントは、肝機能を回復させます。一日に1000mgのビタミンCをとり、精製植物油、水素添加油、アルコールは避けます。

［関節炎］

一日に2回、患部をココナッツオイルでマッサージします。痛みをすぐに取り除くためには、カイエンペッパーとココナッツオイルを混ぜたものでマッサージするとよいでしょう。
また、関節炎に効くジンジャーティー（P329）を1日に3回飲みます。朝、日光からビタミンD1000IUを得るようにします。、500〜800mgのマグネシウム、1000mgのビタミンC、100mgのグレープシードエキスをとります。精製植物油、甘い物、精製穀物は避けます。ココナッツの果肉、全粒穀物、豆、果物や野菜など、食物繊維の多い食事をとります。1日に新鮮なフルーツや野菜（少なくとも半分は生）を6〜9つ（SV）食べるようにします。ドレッシングは、リンゴ酢を使ったものがよいでしょう。

［切り傷］

可能であれば、怪我をした部分をまず石けんと水で洗い、少量の過酸化水素水かアルコールで消毒します。傷にカイエンペッパーをすり込むか、カイエンペッパーの湿布（P335）を巻きます。

ちょっとした怪我ならば、ココナッツオイルを少しすり込み、そのままにしておくか、絆創膏を貼ります。傷が深い場合は、包帯かガーゼをココナッツオイルに浸して患部に当て、絆創膏かゴムバンドでしっかりと固定します。患部が常にココナッツオイルに触れるようにし、毎日包帯を交換して経過を見守ります。

［寄生虫］

8章の「ココナッツを使った寄生虫駆除」（P324）を参照。

［クラミジア］

細菌性・ウイルス性疾患の項（P354）を参照。

［くる病］

骨粗しょう症の項（P354）を参照。

［結腸の健康（便秘、大腸炎、クローン病、過敏性腸症候群など）］

結腸に関する症状は、ココナッツの果肉とココナッツオイルを食べることでよくなります。結腸を健康にする第一歩は、消化管をきれいにして、食べ物のスムーズな流れを維持することです。そのためには、少なくとも20～35gの食物繊維を含んだ食事をとることが大切です。ココナッツの果肉には、食物繊維が豊富に含まれています。他にも全粒粉パン、小麦ふすま、玄米、豆、新鮮な果物（プラム、アプリコット、リンゴ）、野菜、ナッツ類は食物繊維が豊富です。新鮮な果物と野菜を中心にした食事をとります。毎日、体重23kgに対して、小さじ1〜2杯の未精製の海塩を加えた1Lの水を飲みます。便を硬くするカフェインとアルコールは減らします。便秘薬は直腸静脈を刺激するので、長期的には使わないようにしましょう。

規則正しく運動をします。体を動かすと、腸の筋肉の調子が整い、食べ物が消化管をスムーズに通るようになります。毎日、８００mgのマグネシウム、１０００〜２０００mgのビタミンC、ココナッツオイルの健康維持量をとります。また、約１０００IUのビタミンDも必要です。最後の重要な点として、健康な腸内環境をつくって維持するために、定期的に発酵ココナッツ（P３０４）あるいは無糖ヨーグルトを食べるようにしましょう。

健康な腸内環境を早く取り戻し、消化管の炎症組織を癒すには、ココナッツオイル・デトックス（P３１６）が非常に効果的です。望ましい結果を得るためには、３日間のデトックスを数回、あるいは7日間のデトックスを1回以上する必要があります。

［腱炎］

テニスやランニング、ガーデニングなどで同じ動作を繰り返していると腱炎を起こすことがあります。最長で3週間、グレープシードエキス１００mgを1日2回とり、その後は50mgまで減らしていきます。1日に3回、食間にブロメライン（パイナップルに含まれる酵素）

を250mgとります。関節炎に効くジンジャーティー（P329）も炎症をやわらげます。温めたココナッツオイルで患部をマッサージします。

［高血圧］

新鮮な果物や野菜を少なくとも1日に6～9つ（SV）をとります。調理にはココナッツオイルを使うと同時に、健康維持量を摂取します。日光に当たって1000IUのビタミンDを得て、総合ビタミンサプリメントを摂取します。500～800mgのマグネシウムもとり、カイエンペッパーのカプセル1～2個を食事ごとに飲みます。ココナッツウォーターを毎日、300～360mLとると効果的です。

［口臭］

さわやかな息のためには、ココナッツオイル小さじ1杯にペパーミントオイル2滴を混ぜたもので口をしっかりすすぎ、吐き出します。毎日続けてください。

［甲状腺機能低下症］

甲状腺の状態には、多くの要因が関与するため、人によってココナッツオイルの効果に差はあります。定期的に使用すれば、代謝を刺激して、甲状腺機能の低下を恒常的に治すことも可能です。基本的には、ココナッツオイルの健康維持量を摂取し、精製植物油、アブラナ科の生野菜、大豆食品を食べないことが重要です。食事のたびにカイエンペッパーを1～3カプセル飲みます。

［骨粗しょう症］

骨粗しょう症は、単なるカルシウム欠乏症ではありません。大量のカルシウムをとっていても、骨粗しょう症になることはあります。1日に1000mgのカルシウム、800mgのマグネシウム、1000IUのビタミンDをとります。ココナッツオイル以外の精製植物油は避けましょう。ココナッツオイルなどの飽和脂肪酸を含む食事を心がけます。ミネラルの吸収を促進するため、ある程度の脂肪が入った食事を毎食とります。

コーヒー、お茶、ソーダ、甘い物は骨からカルシウムを奪うのでとらないようにします。骨を強くするために毎日、運動をします。微量栄養素のサプリメントもお勧めします。

［細菌性・ウイルス性疾患］

感染症に対して重要な役割を果たすのは、免疫系です。免疫系を強化すれば、感染症を防ぐことができます。

体内の水分を維持し、毒素を排出するために、たっぷり水を飲んでください。食事は控えめにし、空腹でないときは食べないようにして、ゆっくりと休息をとります。できれば、戸外に出て日光を少し浴びます。サプリメントとして、グレープフルーツシードエキス、エルダーベリーエキス、タイムエキスを製品の指示通りに飲みます。ビタミンC1000mg、カイエンペッパー1カプセル（1日に3回）、ココナッツオイルの治療用量をとります。サプリメントは、食事と一緒に数回に分けてとるとよいでしょう。

吐き気があり、何も食べられないときは無理をせず、水を少し飲みます。ビタミン類とミネラルを含むココナッツウォーターは、とても効果があります。肌にはココナッツオイルをすり込みましょう。

抗生物質は深刻な細菌感染症の場合のみ使い、ウイルス性感染症には使わないでください。抗生物質はウイルス性感染症には効かず、望ましくない副作用の原因となります。ひどい不快感がある、あるいは数日経っても治らないときは、専門家のアドバイスを受けてください。鼻や呼吸が苦しいときは、ペパーミント軟膏（P337）で、胸と首をマッサージするとよいでしょう。

［痔］

1日に4～6回、患部をココナッツオイルでやさしくマッサージします。少なくとも大さじ3・5杯のココナッツオイルと、1000mgのビタミンCをとります。食事のたびにグレープシードエキス100mgと、カイエンペッパーのカプセル1個を飲むのも効果的です。症状が治まるまで続けてください。痔は便秘が原因の場合が多いので、高食物繊維質の食品をとりましょう。ココナッツの果肉には、食物繊維が豊富に含まれています。水もたくさん飲んでください。体重23kgに対して、1Lが適量です。カフェインとアルコールは便を硬くするので控えましょう。便秘薬を長期的に使用することは避けます。発酵ココナッツ（P304）もしくは無糖ヨーグルトを定期的に食べます。運動を毎日して便秘を防ぎ、直腸の筋力を鍛えます。排便のときは力まないことが重要です。

痔の症状がひどいときには、アメリカマンサクを使うとよいでしょう。排便後に、蒸留したアメリカマンサクに浸したカット綿を患部に当てます。10～15分当てておくと効果的です。その後、治りを早くするためにココナッツオイルを塗ります。カイエンペッパーの湿布（P335）も治癒を早めます。痔は消化器系の問題にも起因することが多く、ココナッツオイル・デトックス（P316）も効果的です。

［自己免疫疾患（多発性硬化症、線維筋痛症、アレルギーなど）］

ココナッツオイルの健康維持量を守ってください。また朝は、ビタミンDを1000IU、500〜800mgのマグネシウム、1000mgのビタミンC、100mgのグレープシードエキスをとります。少なくとも1日に1〜2回、ココナッツジンジャードリンク、関節炎に効くジンジャーティー（P329）を飲みます。精製植物油、甘い物、精製穀物は避けます。ココナッツの果肉、全粒穀物、豆、新鮮な果物や野菜など食物繊維の多い食事をとります。1日に新鮮なフルーツや野菜（少なくとも半分は生）を6〜9つ（SV）、とり過ぎに注意しながら食べるようにします。毎日、汗をかく程度の運動をしましょう。自己免疫疾患には、結腸の状態が大きく影響します。

［歯周病・虫歯］

ココナッツオイルは口臭、虫歯、歯周病の原因となる細菌を殺菌し、口腔内を清潔にして健康を保ちます。ベーキングソーダを少し混ぜると、歯のエナメル質を蝕む酸を中和できます。さわやかな息、きれいな歯、健康な歯肉を保つためには、毎日、ベーキングソーダとココナッツオイルを混ぜた液で歯を磨くとよいでしょう。また、小さじ1〜2杯のココナッツオイルで口をすすぎ、数分したら吐き出しましょう。飲み込まないように注意してください。

［湿疹］
皮膚炎の項（P374）を参照。

［シミ］
毎日、シミにココナッツオイルをすり込み、健康維持量のココナッツ製品を摂取します。精製された他の植物油、日焼け止めローション、タバコは避けます。新鮮な生野菜や果物を多く食べるようにします。シミはゆっくりと消えていくものなので、気長に続けましょう。

［手根管症候群］
毎日、関節炎に効くジンジャーティー（P329）を2～3杯、ココナッツオイルの健康維持量と一緒に飲みます。ビタミンB群、特にビタミンB6を含む総合ビタミン剤に加え、1000mgのビタミンCと、500mgのマグネシウムもとります。精製植物油、甘い物、コーヒー、タバコは止めます。食べ過ぎを避け、1日に新鮮な果物と野菜を6～9つ（SV）とるようにします。1日に2回、温めたココナッツオイルを患部にすり込みます。

［消化器疾患］

毎日、食間に体重23kgに対して、1Lの水を飲みます。消化しにくい精製植物油は使わないようにします。脂質の消化に問題がある場合、特にこの点は重要です。ココナッツオイル中心の調理を心がけます。タンパク質の消化が難しければ、パイナップル、パッションフルーツ、キウイフルーツ、パパイヤなどの新鮮なトロピカルフルーツを食事に加えます。トロピカルフルーツはタンパク質分解酵素を含んでおり、肉の消化を促します。消化酵素のサプリメントをとってもよいでしょう。

カイエンペッパーと酢も、胃液分泌を刺激して消化酵素を増加させるため、効果的です。食事の直前にビネガーティーを1杯飲むと、胃液が出て消化管が食事に対して準備を始めます。ビネガーティーは、小さじ2杯のリンゴ酢あるいはココナッツビネガーと、小さじ2杯のはちみつをカップ1杯の熱湯に混ぜてつくります。カイエンペッパーは、カプセルに入ったものが飲みやすいです。ただし、胃がからっぽのときに飲むと、不快感を覚えるので、食事と一緒にとるのがよいでしょう。

消化不良と胸焼けの大きな原因の一つは便秘ですから、高食物繊維質の食べ物をとるようにします。ココナッツの果肉には、食物繊維が多く含まれています。ココナッツオイル、ココナッツウォーター、レーズン、プルーンはいずれも便通をよくします。ビタミンCも効果的ですから、毎日1000mgとるようにしましょう。大量のビタミンCは下痢を引き起こす可能性がありますが、治りを早めるためにこの量を摂取しても害はありません。ココナッツオイル・デトックス（P316）も高い効果が期待できます。結腸の健康の項（P351）も参照してください。

［消化不良］

急性症状には、大さじ2杯のココナッツオイルを飲みます。必要であれば、6時間経ってから大さじ1杯を飲みます。消化器疾患の項（P359）も参照してください。

［静脈瘤］

一日に3～6回、温めたココナッツオイルで患部をマッサージします。また、ビタミンCを1000mg、グレープシードエキスを100mg、マグネシウムを500mgとります。カイエンペッパーのカプセルは、食事のたびに1～3個とります。さらに、450mLのココナッツウォーター、大さじ3・5杯のココナッツオイルも摂取します。生あるいは乾燥したココナッツの果肉を中心に、食物繊維を多く含んだ食事を心がけましょう。

【褥瘡】

患部を過酸化水素水で消毒し、ココナッツオイルに浸した包帯（P262）を当てます。包帯は常に湿っている状態にして、治るまで毎日取り換えます。


【食中毒】

細菌性・ウイルス性疾患の項（P354）を参照。


【シラミ】

シラミ（アタマジラミ）は頭皮に巣をつくる寄生生物で、宿主の血を吸って生きています。シラミを駆除するには、まず櫛でできるだけ多くのシラミを取り除きます。そのとき、少量のココナッツオイルで頭皮と髪をマッサージしてオイルをしみ込ませます。髪に薄く塗る程度にとどめ、油っぽくしないようにしましょう。目の細かい櫛を使って、頭皮から髪の先までとかします。櫛についたシラミを取り除き、少なくとも2回はこれを続けます。

とかし終わったら、ていねいにシャンプーして、シラミが好む耳の後ろや首の後ろもしっかりと洗い、髪を乾かします。ココナッツオイルかココナッツミルクをたっぷりと手に取り、頭皮と髪をマッサージして奥までしみ込ませます。少なくとも12時間（できればもっと長く）

そのままにしておきます。必要であればココナッツオイルとココナッツミルクを追加してください。夜の場合は、シャワーキャップをかぶって寝ます。

その後、髪をもう一度とかしてシラミを取り除き、シャンプーをします。普通はこれでシラミはいなくなりますが、必要であれば同じ手当てを繰り返します。強い効果を出すためには、ココナッツオイルの代わりにオレガノ軟膏（P336）を使うとよいでしょう。

［シワ］

1日に1～2回、肌をココナッツオイルでマッサージします。毎日、ココナッツオイルの健康維持量をとります。精製植物油とタバコは避け、1日に野菜を9つ（SV）食べるようにしましょう（食べ過ぎには注意します）。

［腎疾患（腎臓結石）］

毎日、ココナッツオイルの健康維持量をとり、450mL以上のココナッツウォーターを飲みます。また、230mL以上のコップの蒸留水に、小さじ1杯の海塩を混ぜたものを1日に6杯飲みます。食事のたびにカイエンペッパーのカプセルを1個とります。

［心臓病］

ココナッツオイルの健康維持量をとります。精製植物油や水素添加油、およびこれを含んだ食材を使わないようにします。十分なココナッツの果肉、全粒穀物、豆、新鮮な野菜などの高食物繊維食品を食べます。１００mgのビタミンB６、その他のビタミンB群を含んだ総合ビタミンサプリメントをとります。可能なら１０００IUのビタミンDを得るために日光に当たります。ビタミンCを１０００mg、マグネシウムを５００〜８００mg、グレープシードエキスを１００mg、コエンザイムQ10を60mgとります。血行をよくするため、食事のたびにカイエンペッパーのカプセルを1〜3個飲みます。医師の許可があれば、運動を始めます。

［性欲］

ヤングココナッツウォーターは、特に男性の生殖機能を刺激し、強くします。バイアグラの代わりになる天然の強壮剤と言ってよいでしょう。食料品店で売っている皮がむかれた熟したココナッツのウォーターは、あまり効果がありません。

また、新鮮なものを摂取する必要があります。ココナッツを割ると、すぐに中のココナッツウォーターの新鮮さは失われていきます。缶や紙パックに入って売られているココナッツウォーターの効果は、低下しています。

［線維筋痛症］

毎日、ココナッツオイルの健康維持量、総合ビタミンとミネラルのサプリメントをとります。痛む部位をココナッツオイルもしくは、ペパーミント軟膏（Ｐ３３７）でマッサージします。ウォーキングなどの軽い有酸素運動を毎日続け、1日に少なくとも6～9つ（ＳＶ）の新鮮な果物と野菜を食べます。精製植物油と水素添加した油は使わないようにしましょう。体から毒素を取り除き、腸の健康を高めることは非常に効果があります。詳細はココナッツオイル・デトックス（Ｐ３１６）を読んでください。自己免疫疾患の項（Ｐ３５７）も参照してください。

［喘息］

体重23kgに対して、少なくとも１Ｌの水を飲みます。小さじ1～2杯の海塩を食事に加えます。1日2回、胸、首、肩、背中にココナッツオイルをすり込みます。毎日、ココナッツオイルの健康維持量、マグネシウムを５００mgとビタミンＣを５００mg摂取します。

［前立腺肥大］

一日に1～2杯のヤングココナッツウォーターを飲んでください。毎日、少なくとも、大さじ3・5杯のココナッツオイルをとり、さらにココナッツオイルで鼡径部をマッサージします。200IUのビタミンE、200μg（マイクログラム）のセレン、50mgの亜鉛（銅も含む）、そしてビタミンB群を含む総合ビタミンサプリメントを飲みます。1日に少なくとも6つ（SV）の新鮮な果物と野菜をとります。鼡径部の血行をよくするために、毎日の運動を心がけます。長時間座ることを避け、約30分ごとに立ち上がって、1～2分歩き回りましょう。

［体臭（足臭）］

体臭の原因は、主に皮膚に住む細菌・微生物です。皮肉なことに、入浴は状況を悪くします。皮膚の表面は弱酸性で、微生物が棲みにくい環境ですが、石けんと水は、この保護層を洗い流してしまい、細菌のコロニー形成を促すため、体が臭くなるのです。

ココナッツオイルを使うと、体の自然なバランスが回復し、体臭の原因となる細菌からあなたを守ります。体臭がそれほどひどくなければ、腋の下や足の他、必要なところに少量のココナッツオイルをすり込みます。臭いが強い場合には、ココナッツオイルに後述する溶液を混ぜて使うとよいでしょう。入浴後はすぐに弱酸性の溶液ですすいで、保護層を回復させます。溶液は、水とビタミンＣあるいはクエン酸の粉末を混ぜてつくります。1カップの水に小さじ1杯の粉末を混ぜてください。シャワーの後は水を止め、この溶液を腋の下や鼡径部などに塗ります。体をよくふいた後、ココナッツオイルを全身、特に腋の下や鼡径部に入念に塗ると、すばらしい効果があります

体臭が消えない場合には、オレガノ軟膏（Ｐ３３６）を塗りましょう。足の臭いに困っている人はたくさんいますが、これは真菌が原因です。石けんと水で足を洗ってから乾かし、ひび割れたところやシワにしみ込むようにオレガノ軟膏を薄く塗るとよいでしょう。毎日続けてください。

［体重管理（肥満）］

簡単な方法としては、1日に大さじ2～3杯のココナッツオイルを食事と一緒にとるのが効果的でしょう。体重23kgに対して1Lの水を飲むことをお勧めします。水の大半を食間に飲めば、食欲が抑えられます。新鮮な果物や野菜を多く含んだ健康的な食事をとります。ココナッツの果肉など食物繊維の多い食べ物を食べ、甘い物や精製炭水化物は避けます。運動を行い、総合ビタミンサプリメントをとるようにします。

［帯状疱疹］

細菌性・ウイルス性疾患の項（P354）を参照。

［脱水症］

ココナッツウォーターは、体の水分補給にとても適した飲み物です。糖質と電解質を含んでいるため、必要な栄養素をすぐに補うことができます。熟したココナッツよりも、ヤングココナッツウォーターの方が、味と質の面で優れていますが、どちらも効果があります。一度に大量にとり過ぎると、お腹がゆるくなることがありますから、230mL程度にしましょう。同様に、普通の水もたくさん飲んでください。

［単純疱疹（単純ヘルペス）］

単にヘルペスと言われることもあるこの疾患は、単純ヘルペスウイルスが原因であり、顔、特に口の周りに現れるのが特徴です。発疹が出てきたら、リジンの錠剤を粉々に砕いて、ココナッツオイルと混ぜ、患部に塗ります。医療用テープ（マイクロポアテープ）で覆って、一晩そのままにします。ココナッツオイルの健康維持量とリジン500mgを一日3回とり、

2週間続けましょう。他のアミノ酸のバランスを崩す可能性があるため、リジンは3週間以上とらないようにしてください。

【胆嚢疾患】

胆嚢疾患がある人、あるいは胆嚢を取り除いた人は、ココナッツオイル以外の油脂を避ける必要があります。料理には、体が許容できる範囲で、すべてココナッツオイルを使います。ココナッツオイルの許容量は、人によって違います。食事に含まれる脂肪が不足すると、栄養不良になります。抗酸化物質の多くは脂溶性ビタミンです。その吸収をよくするため、食事で脂肪をとる必要があります。

【膣カンジダ症】

膣カンジダ症は、局所的治療と全身的治療を行う必要があります。治療にはホウ酸、ココナッツオイル、アシドフィルス菌（乳酸菌）を組み合わせて使います。ゼラチンカプセルにホウ酸を入れて、朝、1個を膣に挿入します。夜には温めたココナッツオイルで膣を洗浄します。寝る前に、アシドフィルス菌のカプセルを挿入します。症状が軽ければ、この手順を3〜7日間、重ければ最長で2週間続けます。症状がひどい場合、ホウ酸カプセルを1カ月を限度に使いますが、通常は3～7日間で効果が出てきます。ホウ酸はpHのバランスをとる役割があります。アシドフィルス菌は、健康な膣内環境をつくります。全身性の問題についてはカンジダ症の項（P３４８）を参照してください。

［低血糖症］

食事にココナッツオイルを加えると、甘い物に対する欲求や低血糖症状が消えるという人がたくさんいます。ココナッツオイルの健康維持量を守ってください。１日に生のココナッツの果肉を何回かつまんでも、低血糖の症状は軽減します。

［手足の冷え］

甲状腺機能低下症の項（P３５３）を参照。

［糖尿病］

甘い物、精製炭水化物、精製油をとることを止めて、ココナッツの果肉、全粒穀物、豆、たくさんの生の野菜を含んだ食物繊維の多い食事をとるようにします。調理油にはココナッツオイルを使うようにしましょう。ココナッツオイルの健康維持量、総合ビタミン剤（少なくとも50μgのクロム、50mgの亜鉛、500mgのビタミンC、500mgのマグネシウムを含む）を飲むようにします。血行をよくするため、毎食1〜3個のカイエンペッパーのカプセルを飲みます。運動をして、20〜30分日光を浴びます。医療専門家に成果をチェックしてもらいましょう。

［ニキビ］

毎朝、洗顔した後にココナッツオイルを薄く塗って、肌にしみ込ませます。毒素が排出されるため、最初は顔色が悪くなりますが、続けていると数週間で改善します。

［尿路感染症（膀胱感染症）］

毎日、コップ6〜8杯の水を飲み、大さじ3・5杯以上のココナッツオイルを食べます。ココナッツオイルは1日数回に分けてとるようにします。感染症の症状が出たら、すぐにこの療法を始めます。早く始めるほど、症状の回復は早くなります。並行して、クランベリージュースを飲むとよいでしょう。クランベリージュースに含まれるプロアントシアニジンと呼ばれる強力な抗酸化物質は尿路感染症に効果的で、グレープシードにも含まれています。

【妊娠線】

妊娠している女性にとって、妊娠線(ストレッチマーク)を消すよい方法は、出産前の手当てです。出産前に毎日、腹部、腰、単径部にココナッツオイルを塗ります。出産後も腹部が元に戻るまで続けます。毎日、ココナッツオイルを始めとしたココナッツ製品を食事に加えましょう。

【ねんざ】

ねんざの腫れと痛みをやわらげるためには、できるだけ早く患部に氷を当てます。氷を15分当てて、15分休むを何回か繰り返します。その後、温めたココナッツオイルを患部にしっかりとすり込みます。このすり込みを一日に4~8回繰り返すか、ココナッツオイルに浸した包帯(P262)を使います。骨・関節のための軟膏(P338)も効果的です。

【脳卒中】

心臓病の項(P363)を参照。

［のどの痛み］

1〜2時間ごとに、大さじ2杯ののど用シロップ（P333）を飲みます。毎日、水をたっぷり飲み、ビタミンCを500mgと大さじ3〜4杯のココナッツオイルをとります。首と胸をココナッツオイルでマッサージします。

［吐き気］

何か食べられる状態であれば、ココナッツジンジャードリンク（P329）を飲むとよいでしょう。

［白内障］

ココナッツウォーターを点眼器に入れ、数滴を両目にさします。熱湯に浸したタオルを絞り、横になって約10分間、目に当てます。ココナッツオイルの健康維持量、1000mgのビタミンC、50〜100mgのグレープシードエキスを毎日とります。新鮮な果物と野菜を中心にした食事を心がけます。

［肌荒れ（乾燥肌）］
皮膚炎の項（P374）を参照。

［鼻づまり］
鼻づまりと呼吸障害をやわらげるには、指を適度に固まったココナッツオイルにつけて両方の鼻の穴に入れます。仰向けになって頭を後ろに倒します。ココナッツオイルが溶けて鼻腔に流れ込むまで、そのまま10分程度待ちます。鼻汁がなくなると、鼻がきれいになって呼吸がしやすくなります。ペパーミント軟膏（P337）を使うとよりいっそう効果的です。ペパーミント軟膏が固まっていないときは、冷蔵庫に数分間入れましょう。首と胸もペパーミント軟膏でマッサージするとよいでしょう。

［鼻の乾燥］
空気が冷たく乾燥している冬は、鼻が乾いてかゆくなり、鼻水が形成されやすくなります。伝統的な治療法は塩水スプレーですが、ココナッツオイルを使った方が効果が得られます。両方の鼻腔にほんの少しココナッツオイルを塗って横になりましょう。

［鼻血］

怪我以外の原因で起こる鼻血は、大抵は気候に関係しています。冷たく乾燥した空気は鼻孔から水分を奪い、ひりひりしてひび割れができます。炎症と粘液の固まりで鼻をかきたくなります。この問題は、ココナッツオイルで解決します。指にたっぷりとココナッツオイルをつけて鼻孔に塗り、仰向けに寝てオイルが鼻の穴に流れ込むようにします。鼻の中の毛細血管を強くするには、毎日少なくとも500mgのビタミンCと25mgのグレープシードエキスをとります。

ココナッツオイルには出ている鼻血を止める効果もあります。軽い鼻血なら、指にたっぷりココナッツオイルをつけて鼻孔の内側に塗ります。血がのどに入り込まないように、座って体を前に少し倒し、頭を下げて息ができるように口を開けたままにします。

［皮膚炎］

温めたココナッツオイルを患部によくすり込みます。症状が改善するまで、1日に4〜8回繰り返します。症状がすぐによくならないときは、ココナッツオイルに浸した包帯（P262）を使うとよいでしょう。毎日、15〜20分、日光を浴びることも効果的です。

［皮膚の真菌感染症］

1日に3〜6回、患部をココナッツオイルでマッサージするか、ココナッツオイルに浸した包帯を使います。できれば、感染部分を1日に20分ほど日光に当てます。足の爪の真菌感染症の項（P342）を参照してください。

足の真菌感染症には、寝る前にたっぷりとココナッツオイルを塗り、ビニール袋に足を入れその上から靴下をはいて固定します。翌朝、ビニール袋を取り除いて、可能であればオイルをつけたままにします。難しい場合は拭き取ってかまいません。1日に、少なくとも30分患部を日光に当てます。ココナッツオイルは毎晩、塗ってください。

この方法で症状が完全に癒えない場合は、オレガノ軟膏（P336）を同じ方法で使います。真菌感染症が繰り返し起こるのは、全身がカンジダ菌に冒されているサインです。これを治すにはココナッツオイル・デトックス（P316）が最適です。

［日焼け］

皮膚のヒリヒリするところをココナッツオイルでやさしくマッサージします。何度でも繰り返してください。毎日ココナッツオイルを塗って、少し日に当たると、日光への耐性が高まります。食事にもココナッツオイルを使いましょう。

［敏感肌］

ココナッツオイルは敏感肌に効果があります。温めたココナッツオイルを患部に塗るだけで十分です。必要なら繰り返し塗ります。

［フケ］

ココナッツオイルかオレガノ軟膏（P336）を頭皮に塗り、マッサージします。ココナッツオイルは頭皮を覆う程度に塗って、髪があまり濡れないようにします。マッサージの後は、少なくとも30分、できればもっと長くそのままにして、しみ込ませるようにします。一晩そのままにしておくのが理想的です。その後、髪を洗い流し、乾かします。ココナッツオイルを数滴手に取って、髪と頭皮を手でブラッシングすると、頭皮に潤いが出てきます。毎日、あるいは2日に1度行ってください。

［不眠症］

ココナッツオイルは、身体機能を調整して睡眠を改善します。ココナッツオイルの健康維持量をとりましょう。日光も規則正しい睡眠に効果があるので、20～30分浴びるようにします。寝る1時間前に、1杯のパッションフラワーティーを飲むとよく眠れます。パッションフラワーティーは、小さじ1杯の乾燥したパッションフラワーをカップ1杯の熱湯に入れ、覆いをして15分間蒸らします。カノコソウ根を加えてもよいでしょう。パッションフラワー1に対してカノコソウ根を2混ぜ、カップ1杯の熱湯にこれを小さじ1杯入れて同じように蒸らします。

寝る前にエプソム塩を入れたお風呂に入るのも効果的です。カップ2杯のエプソム塩を浴槽の熱いお湯に加え、20分浸ります。入浴中にエプソン塩に含まれるマグネシウムが肌から吸収され、体と心をリラックスさせます。マグネシウムは筋肉をほぐし、神経系を鎮静させるすばらしい効果があります。

［便秘］

朝食にパパイヤあるいはパパイヤスムージーをとるようにします。2時間後に、大さじ1杯のココナッツオイルを食べます。1日に少なくとも大さじ3杯をとりましょう。結腸の健康の項（P351）を参照してください。

［ほくろ］

ほくろを消すのに最適なのは、ココナッツオイルです。ココナッツオイルに浸した包帯

（P262）をほくろに当てます。包帯は常に湿らせておく必要がありますから、乾いたらココナッツオイルを足します。毎日、あるいは1日おきに交換するとき以外は、いつも包帯を当てておきます。ほくろの大きさにもよりますが、数週間が必要です。6日間以上かかる場合は、包帯を外して皮膚を休ませます。ほくろが消えるまで6日間包帯を巻き、1日外すようにします。

［母乳］

母乳の質は、母親の食事によって決まります。母乳の栄養価を高めるためには、毎日ココナッツオイルを中心としたココナッツ製品を食べましょう。1日に大さじ3・5杯の健康維持量で十分です。出産前も授乳期も続けます。

［慢性疲労症候群］

慢性疲労症候群の原因はわかっていませんが、細菌やウイルスなどの感染症による可能性があります。微生物を倒すことができるココナッツオイルは効果があると考えられます。慢性疲労症候群に対する基本的な治療法は、免疫系を強化し、体そのものの治癒力で問題を解決することです。

グレープフルーツシードエキス、エルダーベリーエキス、タイムエキスをとることを勧めます。症状が改善するまで、瓶に書かれた指示に従って摂取します。1000mgのビタミンC、カイエンペッパーのカプセル1個、ココナッツオイルの健康維持量を継続的に摂取します。サプリメントは食事と一緒に、1日に数回に分けてとります。外に出て日光を浴びましょう。新鮮な生の果物と野菜をたっぷり食べ、またココナッツの果肉とココナッツミルクを食事に加えます。発酵ココナッツ（P304）も効果的です。

［水膨れ］

切り傷の項（P350）を参照。

［虫刺され（ハチ刺され）］

患部をココナッツオイルでマッサージします。温かいオイルはすぐにしみ込み、効果が早く、痛み、かゆみ、腫れはやわらぎます。1日に2～3回ココナッツオイルを塗るようにします。

［免疫系］

十分な日光、規則的な運動、新鮮な果物と野菜をふんだんに使った食事、前向きな考え方、たっぷりとした睡眠、少ないストレス、きれいな水、さわやかな空気、ココナッツオイルの健康維持量が免疫機能を強めます。

［やけど］

軽いやけどであれば、冷たいティーバッグなどを患部に約10分間当てた後、ココナッツオイルを薄く塗ります。治るまで数時間ごとにこれを繰り返します。もう少し重いやけどの場合は、ココナッツオイルに浸した包帯（Ｐ２６２）を使います。ひどいやけどの場合は専門家の治療を受けてください。

［腰痛］

患部をココナッツオイルでマッサージして十分に浸透させ、筋肉をほぐすために温めます。痛みが続くようなら、ココナッツオイルの代わりに、ペパーミント軟膏（Ｐ３３７）を塗ります。骨粗しょう症の項（Ｐ３５４）も参照してください。

REFERENCES
出典

3　ココナッツの薬箱 I

Kiyasu, G. Y., et al. The portal transport of absorbed fatty acids. Journal of Biological Chemistry 1952;199:415.
Greenberger, N. J. and Skillman, T. G. Medium-chain triglycerides: physiologic considerations and clinical implications. N Engl J Med 1969;280:1045.
Geliebter, A. Overfeeding with medium-chain triglycerides diet results in diminished deposition of fat. Am J of Clin Nutr 1983;37:104.
Baba, N. Enhanced thermogenesis and diminished deposition of fat in response to overfeeding with a diet containing medium chain triglycerides. Am J of Clin Nutr 1982;35:678.
Tantibhedhyangkul, P. and Hashim, S. A. Medium-chain triglyceride feeding in premature infants: effects on calcium and magnesium absorption. Pediatrics 1978;61(4):537.
Jiang, Z. M., et al. A comparison of medium-chain and long-chain triglycerides in surgical patients. Ann Surg 1993:217(2):175.
Salmon, W. D. and J. G. Goodman. J. Nutr. 1937;13:477. Quoted by Kaunitz, H. Nutritional properties of coconut oil. APCC Quarterly Supplement 30 December 1971, p 35-57.
Cunningham, H. M. and J. K. Lossli. Dairy Sci 1953; 453. Quoted by Kaunitz, H. Nutritional properties of coconut oil. APCC Quarterly Supplement 30 December 1971, p 35-57.
Dutta, N. C. Ann Biochem Expt Med 1948; 8:69. Quoted by Kaunitz, H. Nutritional properties of coconut oil. APCC Quarterly Supplement 30 December 1971, p 35-57.
Sadasivan, V. Current Sci 1950;19:28. Quoted by Kaunitz, H. Nutritional properties of coconut oil. APCC Quarterly Supplement 30 December 1971, p 35-57.
Vaidya, U. V., et al. Vegetable oil fortified feeds in the nutrition of very low birthweight babies. Indian Pediatr 1992;29(12):1519.
Francois, C. A., et al. Acute effects of dietary fatty acids on the fatty acids of human milk. Am J Clin Nutr 1998;67:301.
Intengan, C. L. I. et al. Structured lipid of coconut and corn oils vs. soybean oil in the rehabilitation of malnourished children: a field study. Philipp J Intern Med 1992;30(30):159-164.

BIBLIOGRAPHY
参考文献

The Coconut Oil Miracle, 4th Ed. Bruce Fife, 2004: Avery, New York.
Cooking with Coconut Flour: A Delicious Low-Carb, Gluten-Free Alternative to Wheat. Bruce Fife, 2005: Piccadilly Books, Ltd., Colorado Springs, CO.
Coconut Lover' s Cookbook. Bruce Fife, 2004: Piccadilly Books, Ltd., Colorado Springs, CO.
Eat Fat, Look Thin: A Safe and Natural Way to Lose Weight Permanently, 2nd Ed. Bruce Fife, 2005: Piccadilly Books, Ltd., Colorado Springs, CO.
Heart Frauds: Uncovering the Biggest Health Scam in History. Charles T. McGee, 2001: Piccadilly Books, Ltd., Colorado Springs, CO.
The Detox Book, 2nd Ed. Bruce Fife, 2001: Piccadilly Books, Ltd., Colorado Springs, CO.
The Healing Crisis, 2nd Ed. Bruce Fife, 2002: Piccadilly Books, Ltd., Colorado Springs, CO.
The Coconut Odyssey: The Bounteous Possibilities of the Tree of Life. Mike Foale, 2003: Australian Centre for International Agricultural Research, Canberra, Australia.
Nutrition and Physical Degeneration, 6th Ed.. Weston A. Price, 1997: Keats Publishing, Los Angeles, CA.
Know Your Fats: The Complete Primer for Understanding the Nutrition of Fats, Oils and Cholesterol. Mary G. Enig, 2000: Bethesda Press, Silver Spring, MD.

Wang, L. L. and Johnson, E. A. Inhibition of Listeria monocytogenes by fatty acids and monoglycerides. Appli Environ Microbiol 1992; 58:624-629.
Bergsson, G., et al. In vitro killing of Candida albicans by fatty acids and monoglycerides. Antimicrob Agents Chemother 2001;45(11):3209-3212.
Isaacs, E. E., et al. Inactivation of enveloped viruses in human bodily fluids by purified lipid. Annals of the New York Academy of Sciences 1994;724:457.
Hierholzer, J. C. and Kabara, J.J. In vitro effects of monolaurin compounds on enveloped RNA and DNA viruses. Journal of Food Safety 1982;4:1.
Thormar, H., et al. Inactivation enveloped viruses and killing of cells by fatty acids and monoglycerides. Antimicrobial Agents and Chemotherapy 1987;31:27.
Kabara, J. J. The Pharmacological Effect of Lipids. Champaign, Ill: The American Oil Chemists' Society, 1978.
Issacs C. E., et al. Antiviral and antibacterial lipids in human milk and infant formula feeds. Archives of Disease in Childhood 1990;65:861-864.
Issacs, C. E., et al. Membrane-disruptive effect of human milk: inactivation of enveloped viruses. Journal of Infectious Diseases 1986;154:966-971.
Issacs, C. E., et al. Inactivation of enveloped viruses in human bodily fluids by purified lipids. Annals of the New York Academy of Sciences 1994;724:457-464.
Reiner, D. S., et al. Human milk kills Giardia lamblia by generating toxic lipolytic products. Journal of Infectious Diseases 1986;154:825.
Crouch, A. A., et al. Effect of human milk and infant milk formulae on adherence of Giardia intestinalis. Transactions of the Royal Society of Tropical Medicine and Hygiene 1991;85:617.
Chowhan, G. S., et al. Treatment of Tapeworm infestation by coconut (Concus nucifera) preparations. Association of Physicians of India Journal. 1985;33:207.
Sutter, F., et al. Comparative evaluation of rumen-protected fat, coconut oil and various oilseeds supplemented to fattening bulls. 1. Effects on growth, carcass and meat quality. Arch. Tierernahr. 2000;53(1):1-23.
Chowhan, G. S., et al. Treatment of tapeworm infestation by coconut (Co-cos-nucifera) preparations. J. Assoc. Physicians India 1985;33(3):207-209.
Dayrit, C. S. Coconut Oil in Health and Disease: Its and Monolaurin' s Potential as Cure for HIV/AIDS. Paper presented at the 37th Annual Cocotech Meeting, Chennai, India, July 25, 2000.
Fushiki, T. and Matsumoto, K. Swimming endurance capacity of mice is increased by chronic consumption of medium-chain triglycerides. Journal of Nutrition 1995;125:531.
Applegate, L. Nutrition. Runner' s World 1996;31:26.
Stubbs, R. J. and Harbron, C.G. Covert manipulation of the ration of medium- to long-chain triglycerides in isoenergetically dense diets: effect on food intake in ad libitum feeding men. Int. J. Obs 1996;20:435-444.
Scalfi, L., et al. Postprandial thermogenesis in lean and obese subjects after meals supplemented with medium-chain and long-chain triglycerides. Am J Clin Nutr 1991;53:1130-1133.
Dulloo, A. G., et al. Twenty-four-hour energy expenditure and urinary catecholamines of humans consuming low-to-moderate amounts of medium-chain triglycerides: a dose-response study in a human respiratory chamber. Eur J Clin Nutr 1996;50(3):152-158.
St-Onge, M. and Jones, P. J. H. Physiological effects of medium-chain triglycerides: potential agents in the prevention of obesity. J of Nutr 2002;132(3):329-332.
Sadeghi, S., et al. Dietary lipids modify the cytokine response to bacterial lipopolysaccharide in mice. Immunology 1999;96(3):404-410.
Isaacs, C. E. and Thormar, H. The role of milk-derived antimicrobial lipids as antiviral and antibacterial agents in Immunology of Milk and the Neonate (Mestecky, J., et al., Eds) 1991 Plenum Press.
Bergsson, G., et al. Killing of Gram-positive cocci by fatty acids and monoglycerides. APMIS 2001;109(10):670-678.
Wan, J. M. and Grimble, R. F. Effect of dietary linoleate content on the metabolic response of rats to Escherichia coli endotoxin. Clinical Science 1987;72(3):383-385.
Bergsson, G., et al. In vitro inactivation of Chlamydia trachomatis by fatty acids and monoglycerides. Antimicrobial Agents and Chemotherapy 1998;42:2290.
Holland, K. T., et al. The effect of glycerol monolaurate on growth of, and production of toxic shock syndrome toxin-1 and lipase by Staphylococcus aureus. Journal of Antimicrobial Chemotherapy 1994;33:41.
Petschow, B. W., Batema, B. P., and Ford, L. L. Susceptibility of Helicobacter pylori to bactericidal properties of medium-chain monoglycerides and free fatty acids. Antimicrob Agents Chemother 1996;40:302-306.

Reddy, B. S. and Maeura, Y. Tumor promotion by dietary fat in azoxymethane-induced colon carcinogenesis in female F344 rats: influence of amount and source of dietary fat. J Natl Cancer Inst 1984;72(3):745-750.
Cohen, L. A. and Thompson, D.O. The influence of dietary medium chain triglycerides on rat mammary tumor development. Lipids 1987;22(6):455-461.
Cohen, L. A., et al. Influence of dietary medium-chain triglycerides on the development of N-methylnitrosourea-induced rat mammary tumor. Cancer Res 1984;44(11):5023-5028.
Nolasco, N. A., et al. Effect of Coconut oil, trilaurin and tripalmitin on the promotion stage of carcinogenesis. Philipp J Sci 1994;123(1):161-169.
Bulatao-Jayme, J., et al. Epdemiology of primary liver cancer in the Philippines with special consideration of a possible aflatoxin factor. J Philipp Med Assoc 1976;52(5-6):129-150.
Ling, P. R., et al. Structured lipid made from fish oil and medium-chain triglycerides alters tumor and host metabolism in Yoshida-sarcoma-bearing rats. Am J Clin Nutr 1991;53(5):1177-1184.
Holleb, A. I. The American Cancer Society Cancer Book. New York: Doubleday & Company, 1986.
Witcher, K. J., et al. Modulation of immune cell proliferation by glycerol monolaurate. Clinical and Diagnostic Laboratory Immunology 1996;3:10-13.
Ling, P. R., et al. Structured lipid made from fish oil and medium-chain triglycerides alters tumor and host metabolism in Yoshida-sarcoma-bearing rats. Am J Clin Nutr 1991;53(5):1177-1184.
Kono, H., et al. Medium-chain triglycerides inhibit free radical formation and TNF-alpha production in rats given enteral ethanol. Am J Physiol Gastrointest Liver Physiol 2000;278(3):G467.
Cha, Y. S. and Sachan, D.S. Opposite effects of dietary saturated and unsaturated fatty acids on ethanol-pharmacokinetics, triglycerides and carnitines. J Am Coll Nutr 1994;13(4):338.
Nanji, A. A., et al. Dietary saturated fatty acids: a novel treatment for alcoholic liver disease. Gastroenterology 1995;109(2):547.
Trocki, O. Carnitine supplementation vs. medium-chain triglycerides in postburn nutritional support. Burns Incl Therm Inj 1988;14(5):379-387.
Moore, S. Thrombosis and atherogenesis—the chicken and the egg: contribution of platelets in atherogenesis. Ann NY Acad Sci 1985;454:146-153.
Witcher, K. J., et al. Modulation of immune cell proliferation by glycerol monolaurate. Clin Diagn Lab Immunol 1996;3(1):10-13.
Pimentel, M., et al. Normalization of lactulose breath testing correlates with symptom improvement in irritable bowel syndrome: a double-blind, randomized, placebo-controlled study. Am J Gastroenterol 2003;98(2):412-419.
Kono, H., et al. Medium-chain triglycerides enhance secretory IgA expression in rat intestine after administration of endotoxin. Am J Physiol Gastrointest Liver Physiol 2004;286:G1081-1089.
Arranza, J. L. The Dietary Fat Produced in Asian Countries and Human Health. Paper presented at the 7th Asian Congress of Nutrition in Beijing, October 8, 1995.
Vitamin E and melanoma. Free Radical Biology and Medicine 1997;7(22). Cited in Life Extension Nov. 1997, p 30.
Passwater, R. A. The Antioxidants. New Canaan, CT: Keats Publishing, 1985, p 10-11.
Burk, K., et al. The effects of topical and oral l-selenomethionine on pigmentation and skin cancer incidence by ultraviolet irradiation. Nutrition and Cancer 1992;17:123.
Delver, E. and Pence, B. Effects of dietary selenium level on uv-induced skin cancer and epidermal antioxidant status. FASEB Journal 1993;7:A290.
Epstein, J. H. Effects of beta-carotene on ultraviolet induced cancer formation in the Harless mouse skin. Photochem Photobiol 1977;25:211.
Life Extension. December 1997, p 5-8.
Hopkins, G. J., et al. Polyunsaturated fatty acids as promoters of mammary carcinogenesis induced in Sprague-Dawley rats by 7, 12-dimethylbenz[a]anthracene. J Natl Cancer Inst. 1981;66(3):517.
Seddon, J. M., et al. Progression of age-related macular degeneration: association with dietary fat, transunsaturated fat, nuts, and fish intake. Arch Ophthalmol 2003;121(12):1728-1737.
Ouchi, M., et al. A novel relation of fatty acid with age-related macular degeneration. Ophthalmologica 2002;216(5):363-367.
Seddon, J. M., et al. Dietary fat and risk for advanced age-related macular degeneration. Arch Ophthalmol 2001;119(8):1191-1199.
Ross, D. L., et al. Early biochemical and EEG correlates of the ketogenic diet in children with atypical absence epilepsy. Pediatr Neurol 1985;1(2):104.
Brod, J., et al. Evolution of lipid composition in skin treated with black currant seed oil. Int J Cosmetic Sci 1988;10:149.

Projan, S. J., et al. Glyceryl monolaurate inhibits the production of β-lactamase, toxic shock syndrome toxin-1 and other Staphylococcal exoproteins by interfering with signal transduction. J of Bacteriol. 1994;176:4204:4209.
Teo, T. C., et al. Long-term feeding with structured lipid composed of medium-chain and N-3 fatty acids ameliorates endotoxic shock in guinea pigs. Metabolism 1991;40(1):1152-1159.
Lim-Navarro, P. R. T. Protection effect of coconut oil against E coli endotoxin shock in rats. Coconuts Today 1994;11:90-91.
Garland, F. C., et al. Occupational sunlight exposure and melanoma in the U.S. Navy. Archives of Environmental Health 1990;45:261-267.
Feldman, D., et al, Vitamin D and prostate cancer. Endocrinology 2000;141:5-9.
Billaudel B., et al. Vitamin D3 deficiency and alterations of glucose metabolism in rat endocrine pancreas. Diabetes Metab 1998;24:344-350.
Bourlon, P. M., et al. Influence of vitamin D3 deficiency and 1, 225 dihydroxyvitamin D3 on de novo insulin biosynthesis in the islets of the rat endocrine pancreas. J Endocrinol 1999;160:87-95.
Ortlepp, J. R., et al. The vitamin D receptor gene variant is associated with the prevalence of type 2 diabetes mellitus and coronary artery disease. Diabet Med 18(10):842-845.
Hypponen E., et al. Intake of vitamin D and risk of type 1 diabetes: a birth-cohort study. Lancet 2001;358(9292):1500-1503.
Bouillon R., et al. Polyunsaturated fatty acids decrease the apparent affinity of vitamin D metabolites for human vitamin D-binding protein. J Steroid Biochem Mol Biol 1992;42:855-861.
Ehret, A. Arnold Ehret' s Mucusless Diet Healing System. New York: Benedict Lust Publications, 1994, p105.
D' Aquino, M., et al. Effect of fish oil and coconut oil on antioxidant defense system and lipid peroxidation in rat liver. Free Radic Res Commun 1991;1:147-152.
Song, J. H., et al. Polyunsaturated (n-3) fatty acids susceptible to peroxidation are increased in plasma and tissue lipids of rats fed docosahexaenoic acid-containing oils. J Nutr 2000;130(12):3028-3033.
Grune, T., et al. Enrichment of eggs with n-3 polyunsaturated fatty acids: effects of vitamin E supplementation. Lipids 2001;36(8):833-838.
Esterbauer, H. Cytotoxicity and genotoxicity of lipid-oxidation products. Am J Clin Nutr 1993;57(5)Suppl:779S-785S.
Stewart, J. W., et al. Effect of various triglycerides on blood and tissue cholesterol of calves. J Nutr 1978;108:561-566.
Awad, A. B. Effect of dietary lipids on composition and glucose utilization by rat adipose tissue. Journal of Nutrition 1981;111:34-39.
Monserrat, A. J., et al. Protective effect of coconut oil on renal necrosis occurring in rats fed a methyl-deficient diet. Ren Fail 1995;17(5):525.
Skrzydlewska, E., et al. Antioxidant status and lipid peroxidation in colorectal cancer. J Toxicol Environ Health A 2001;64(3):213-222.
Witcher, K. J., et al. Modulation of immune cell proliferation by glycerol monolaurate. Clinical and Diagnostic Laboratory Immunology 1996;3:10-13.
Bulatao-Jayme, J., et al. Epdemiology of primary liver cancer in the Philippines with special consideration of a possible aflatoxin factor. J Philipp Med Assoc 1976;52(5-6):129-150.
Nolasco, N. A., et al. Effect of Coconut oil, trilaurin and tripalmitin on the promotion stage of carcinogenesis. Philipp J Sci 1994;123(1):161-169.
Kono, H. et al. Medium-chain triglycerides enhance secretory IgA expression in rat intestine after administration of endotoxin. Am J Physiol Gastrointest Liver Physiol 2004;286:G1081-1089.
Dave, J. R., et al. Dodecylglycerol provides partial protection against glutamate toxicity in neuronal cultures derived from different regions of embryonic rat brain. Mol Chem Neuropathol 1997;30:1-13.
Blaylock, R. L., MD, Excitoxins: The Taste that Kills. Santa Fe, NM: Health Press 1994, p19.
Reddy, B. S. and Maeura, Y. Tumor promotion by dietary fat in azoxymethane-induced colon carcinogenesis in female F344 rats: influence of amount and source of dietary fat. J Natl Cancer Inst 1984;72(3):745-750.
Cohen, L. A. and Thompson, D. O. The influence of dietary medium chain triglycerides on rat mammary tumor development. Lipids 1987;22(6):455-461.
Lim-Sylianco, C. Y., et al. A comparison of germ cell antigenotoxic activity of non-dietary and dietary coconut oil and soybean oil. Phil J of Coconut Studies 1992;2:1-5.
Lim-Sylianco, C. Y., et al. Antigenotoxic effects of bone marrow cells of coconut oil versus soybean oil. Phil J of Coconut Studies. 1992;2:6-10.
Witcher, K. J, et al. Modulation of immune cell proliferation by glycerol monolaurate. Clinical and Diagnostic Laboratory Immunology 1996;3:10-13.

Williams, M. A., et al. Increased plasma triglyceride secretion in EFA-deficient rats fed diets with or without saturated fat. Lipids 1989;24(5):448-453.
Morin, R. J., et al. Effects of essential fatty acid deficiency and supplementation on atheroma formation and regression. J Atheroscler Res 1964;4:387-396.
McCullagh, K. G., et al. Experimental canine atherosclerosis and its prevention. Lab Invest 1976;34:394-405.
Yamamoto, Y. and Muramatsu, K. Regulation of essential fatty acid intake in the rat: self-selection of corn oil. J Nutr Sci Vitaminol (Tokyo) 1988;34(1):107-116.
Cater, N. B., et al. Comparison of the effects of medium-chain triacylglycerols, palm oil, and high oleic acid sunflower oil on plasma triacylglycerol fatty acids and lipid and lipoprotein concentrations in humans. Am J Clin Nutr 1997;65(1):41-45.
Calabrese, C., et al. A cross-over study of the effect of a single oral feeding of medium chain triglyceride oil vs. canola oil on post-ingestion plasma triglyceride levels in healthy me. Altern Med Rev 1999;4(1):23-28.
Bourque, C., et al. Consumption of oil composed of medium chain triacyglycerols, phytosterols, and N-3 fatty acids improves cardiovascular risk profile in overweight women. Metabolism 2003;52(6):771-777.
Ng, T. K. W., et al. Nonhypercholesterolemic effects of a palm-oil diet in Malaysian volunteers. Am J Clin Nutr 1991;53:1552-1561.
Tholstrup, T., et al. Fat high in stearic acid favorably affects blood lipids and factor VII coagulant activity in comparison with fats high in palmitic acid or high in myristic and lauric acids. Am J Clin Nutr 1994;59:371-377.
Keys, A. Coronary heart disease in seven countries. Circulation 1970;41;Suppl 1:1-211.
Kaunitz, H. and Dayrit, C. S. Coconut oil consumption and coronary heart disease. Phili J Inter Med 1992;30:165-171.
Dayrit, C. S. Coconut Oil: atherogenic or not? Philippine Journal of Cardiology 2003;31:97-104.

5　心臓を守るココナッツオイル

Shorland, F. B., et al. Studies on fatty acid composition of adipose tissue and blood lipids of Polynesians. Am J Clin Nutr 1969;22(5):594-605.
Prior, I. A. M., et al. Cholesterol, coconuts, and diet on Polynesian atolls: a natural experiment: the Pukapuka and Tokelau Island studies. Am J Clin Nutr 1981;34:1552.
Benzie, I. F. Lipid peroxidation: a review of causes, consequences, measurement and dietary influences. Int J Food Sci Nutr 1996;47(3):233-261.

4　ココナッツオイル裁判

Hashim, S. A., et al. Effect of mixed fat formula feeding on serum cholesterol level in man. Am J of Clin Nutr 1959;7:30-34.
Bierenbaum, J. L., et al. Modified-fat dietary management of the young male with coronary disease: a five-year report. JAMA 1967;202:1119-1123.
Prior, I. A., et al. Cholesterol, coconuts and diet in Polynesian atolls—a natural experiment; the Pukapuka and Toklau island studies. Am J Clin Nutr 1981;34:1552-1561.
Hegsted, D. M., et al. Qualitative effects of dietary fat on serum cholesterol in man. Am J of Clin Nutr 1965;17:281.
Kintanar, Q. L. Is coconut oil hyper-cholesterolemic and atherogenic? A focused review of the literature. Trans Nat Acad Science and Techn (Phil) 1988;10:371-414.
Blackburn, G. L., et al. A reevaluation of coconut oil' s effect on serum cholesterol and atherogenesis. J Philipp Med Assoc 1989;65(1):144-152.
Kaunitz, H. and Dayrit, C. S. Coconut oil consumption and coronary heart disease. Philipp J Intern Med 1992;30:165-171.
Wojcicki, J., et al. A search for a model of experimental atherosclerosis: comparative studies in rabbits, guinea pigs and rats. Pol J Pharmacol Pharm 1985;37(1):11-21.
Lin, M. H., et al. Lipoprotein responses to fish, coconut and soybean oil diets with and without cholesterol in the Syrian hamster. J Formos Med Assoc 1995;94(12):724-731.
Ahrens, E. H. Nutritional factors and serum lipid levels. Am J Med 1957;23:928.
Hu, F. B., et al. Dietary fat intake and the risk of coronary heart disease in women, N. Engl J Med 1997; 337:1491-1499.
Willett, W. C., et al. Intake of trans-fatty acids and risk of coronary heart disease among women. Lancet 1993;341:581-585.
Ascherio, A., et al. Trans fatty acids and coronary heart disease. N. Engl J Med 1999; 340:1994-1998.
de Roos, N. M., et al. Consumption of a solid fat rich in lauric acid results in a more favorable serum lipid profile in healthy men and women than consumption of a solid fat rich in trans-fatty acids. J Nutr 2001;131:242-245.

Sundram, K., et al. Trans (elaidic) fatty acids adversely affect the lipoprotein profile relative to specific saturated fatty acids in humans. J Nutr 1997;127:514S-520S.
Mensink, R. P., and Katan, M. B. Effect of dietary fatty acids on serum lipids and lipoproteins. A meta- analysis of 27 trials. Arteriosclerosis, Thrombosis, and Vascular Biology 1992;12;911-919.
Mendis, S., et al. The effects of replacing coconut oil with corn oil on human serum lipid profiles and platelet derived factors active in atherogenesis. Nutrition Reports International Oct. 1989;40(4).
Hostmark, A. T., et al. Plasma lipid concentration and liver output of lipoproteins in rats fed coconut fat or sunflower oil. Artery 1980;7:367-383.
Arranza, J. L. The Dietary Fat Produced in Asian Countries and Human Health. Paper presented at the 7th Asian Congress of Nutrition in Beijing, October 08, 1995.
Bach, A. C. and Babayan, V. K. Medium chain triglycerides: an update. Am J Clin Nutr 1982;36:960-962.
Garfinkel, M., et al. 1992. Insulinotropic potency of lauric acid: a metabolic rationale for medium chain fatty acids (MCF) in TPN formulation. J Surg Res 52:328-333.
Han, J., et al. Medium-chain oil reduces fat mass and down-regulates expression of adipogenic genes in rats. Obes Res 2003;11(6):734-744.
Trinidad, T. P., et al. Glycaemic index of different coconut (Cocos nucifera)-flour products in normal and diabetic subjects. British Journal of Nutrition 2003;90:551-556.
Prior, I. A. M., et al. Cholesterol, coconuts, and diet on Polynesian atolls: a natural experiment: the Pukapuka and Tokelau Island studies. Am J Clin Nutr 1981;34:1552.
Lindeberg, S., et al. Low serum insulin in traditional pacific Islanders—the Kitava Study. Metabolism 1999;48(10):1216-1219.
Larsen, L. F., et al. Effects of dietary fat quality and quantity on postprandial activation of blood coagulation factor VII. Arterioscler Thromb Vasc Biol. 1997; 17(11):2904-2909.
McGregor, L. Effects of feeding with hydrogenated coconut oil on platelet function in rats. Proc Nutr Soc 1974;33:1A-2A.
Vas Dias, F. W., et al. The effect of polyunsaturated fatty acids of the n-3 and n-6 series on platelet aggregation and platelet and aortic fatty acid composition in rabbits. Atherosclerosis 1982;43:245-57.
Ferrannini, E., et al. Insulin resistance in essential hypertension, New Engl J of Med 1987;317:350-357.
Misch, K. A. Ischaemic heart disease in urbanized Papua New Guinea. An autopsy study. Cardiology 1988;75(1):71-75.
Lindeberg, S. Age relations of cardiovascular risk factors in a traditional Melanesian society; the Kitava Study. Am J Clin Nutr 1997;66(4):845-852.
Lindeberg, S. and Lundh, B. Apparent absence of stroke and ischaemic heart disease in a traditional Melanesian island: a clinical study in Kitava. J Intern Med 1993;233(3):269-275.
Lindeberg, S., et al. Cardiovascular risk factors in a Melanesian population apparently free from stroke and ischaemic heart disease; the Kitava study. J Intern Med 1994;236(3):331-340.
Mendis, S. Coronary heart disease and coronary risk profile in a primitive population. Trop Geogr Med 1991;43(1-2):199-202.
Dayrit, C. S. Coconut oil: atherogenic or not? Philip J Cardiology 2003;31(3):97-104.
Lindeberg, S., et al. Low serum insulin in traditional Pacific Islanders—the Kitava Study. Metabolism 1999;48(10):1216-1219.
Prior, I. A. M. The price of civilization. Nutrition Today, July/Aug 1971, p 2-11.
Stanhope, J. M., et al. The Tokelau Island migrant study: serum lipid concentrations in two environments. J Chron Dis 1981;34:45.
Kannel , W. B., et al. Cholesterol in the prediction of atherosclerotic disease. New perspectives based on the Framingham study. Annals of Internal Medicine 1979;90:85-91.
Hong, M. K., et al. Usefulness of the total cholesterol to high-density lipoprotein cholesterol ratio in predicting angiographic coronary artery disease in women. Am J Cardiol 1991;15;68(17):1646-1650.
Mensink, R. P., et al. Effects of dietary fatty acids and carbohydrates on the ratio of serum total to HDL cholesterol and on serum lipids and apolipoproteins: a meta-analysis of 60 controlled trials. Am J Clin Nutr 2003; 77(5):1146-1155.
Temme, E. H. M., et al. Comparison of the effects of diets enriched in lauric, palmitic or oleic acids on serum lipids and lipoproteins in healthy men and women. Am J Clin Nutr 1996;63:897-903.
Zock, P. L., and Katan, M. B. Hydrogenation alternatives: Effects of trans-fatty acids and stearic acid versus linoleic acid on serum lipids and lipoproteins in humans. J Lipid Res 1992;33:399-410.
de Roos, N. M., et al. Consumption of a solid fat rich in lauric acid results in a more favorable serum lipid profile in healthy men and women than consumption of a solid fat rich in trans-fatty acids. J Nutr 2001;131:242-245.

Harig, J. M., et al. Treatment of diversion colitis with short-chain-fatty acids irrigation. N Engl J Med 1989;320(1):23-28.
Eyton, A. The F-Plan Diet. New York: Crown Publisher, Inc. 1983.
Lindeberg, S., et al. Age relations of cardiovascular risk factors in a traditional Melanesian society; the Kitava Study. Am J Clin Nutr 1997;66(4):845-852.
Anderson, J. W. and Gustafson, N. J. Type II diabetes: current nutrition management concepts. Geriatrics 1986;41:28-35.
Sindurani, J. A. and Rajamohan, T. Effects of different levels of coconut fiber on blood glucose, serum insulin and minerals in rats. Indian J Physiol Pharmacol 2000;44(1):97-100.
Trinidad, T. P., et al. Glycaemic index of different coconut (Cocos nucifera)-flour products in normal and diabetic subjects. British Journal of Nutrition 2003;90:551-556.
Liu, S., et al. Whole-grain consumption and risk of coronary heart disease: results from the Nurses' Health Study. Am J Clin Nutr 1999;70:412-419.
Rimm, E. B., et al. Vegetable, fruit, and cereal fiber intake and risk of coronary heart disease among men. JAMA 1996;275(6):447-451.
Liu, S., et al. Whole grain consumption and risk of ischemic stroke in women: A prospective study. JAMA 2000;284(12):1534-1540.
Anderson, J. W. and Gustafson, N. J. Dr. Anderson' s High-Fiber Fitness Plan. Lexington, Kentucky: The University Press of Kentucky, 1994.
Cummings, J. H. Dietary Fibre. British Medical Bulletin 1981;37:65-70.
Song, Y. J., et al. Soluble dietary fibre improves insulin sensitivity by increasing muscle GLUT-4 content in stroke-prone spontaneously hypertensive rats. Clin Exp Pharmacol Physiol 2000;27(1-2):41-45.
Ludwig, D. S., et al. Dietary fiber, weight gain, and cardiovascular disease risk factors in young adults. JAMA 1999;282:1539-1546.
Salil, G. and Rajamohan, T. Hypolipidemic and antiperoxidative effect of coconut protein in hypercholesterolemic rats. Indian J Exp Biol 2001;39(10):1028-1034.
Padmakumaran Nair, K. G., et al. Coconut kernel protein modifies the effect of coconut oil on serum lipids. Plant Foods Hum. Nutr 1999;53(2):133-144.
Salil, G. and Rajamohan, T. Hypolipidemic and antiperoxidative effect of coconut protein in hypercholesterolemic rats. Indian J Exp Biol 2001;39(10):1028-1034.
Chopra, R. N. Anthelminthics acting on Cestodes. In: Mukerjee N. Ed. A handbook of tropical therapeutics. Calcutta Art Press. 1936, p 283.
Hunter, T. D. Fed Proc 21, Suppl. 1962;11:36 Quoted by Kaunitz, H. Nutritional properties of coconut oil. APCC Quarterly Supplement 30 December 1971, p 35-57.
Lindeberg, S., et al. Low serum insulin in traditional Pacific Islanders—the Kitava Study. Metabolism 1999;48(10):1216-1219.
Verhoef, P., et al. Plasma total homocysteine, B vitamins, and risk of coronary atherosclerosis. Arteriosclerosis, Thrombosis, and Vascular Biology 1997;17:989-995.
Ridker, P., et al. C-reactive protein and other markers of inflammation in the prediction of cardiovascular disease in women. N Engl J Med 2000;342(12):836-843.
Simon, H. B. Patient-directed, nonprescription approaches to cardiovascular disease. Arch Intern Med 1994;154(20):2283-2296.
Felton, C. V., et al. Dietary polyunsaturated fatty acids and composition of human aortic plaques. Lancet 1994;344:1195-1196.
Morrison, H. I., et al. Periodontal disease and risk of fatal coronary heart and cerebrovascular diseases. J Cardiovasc Risk 1999;6(1):7-11.
Loesche, W., et al. Assessing the relationship between dental disease and coronary heart disease in elderly U.S. veterans. J Am Dent Assoc 1998;129(3):301-311.
Raza-Ahmad, A., et al. Evidence of type 2 herpes simplex infection in human coronary arteries at the time of coronary artery bypass surgery. Can J Cardiol 1995;11(11):1025-1029.
Imaizumi, M., et al. Risk for ischemic heart disease and all-cause mortality in subclinical hypothyroidism. J Clin Endocrinol Metab 2004;89(7):3365-3370.

6 ココナッツの薬箱Ⅱ

Burkitt, D. P. Hiatus Hernia: Is it preventable? Am J Clin Nutr 1981;34:428-431.
Jewell, D. R. and Jewell, C.T. The Oat and Wheat Bran Health Plan. New York: Bantam Books, 1989.
Rose, D. P., et al. High-fiber diet reduces serum estrogen concentrations in premenopausal women. Am J Clin Nutr 1991;54:520-525.
Manoj, G., et al. Effect of dietary fiber on the activity of intestinal and fecal beta-glucuronidase activity during 1, 2-dimethylhydrazine induced colon carcinogenesis. Plant Foods Hum Nutr 2001;56(1):13-21.
Kabara, J. J. The Pharmacological Effect of Lipids. Champaign, Ill: The American Oil Chemists' Society, 1978.

Fries, J. H. and Fries, M. W. Coconut: a review of its uses as they relate to the allergic individual. Ann Allergy 1983;51(4):472-481.
Teuber, S. S. and Peterson, W. R. Systemic allergic reaction to coconut (Cocos nucifera) in 2 subjects with hypersensitivity to tree nut and demonstration of cross-reactivity to legumin-like seed storage proteins: new coconut and walnut food allergens. J Allergy Clin Immunol 1999;103(6):1180-1185.
Gan, B. S., et al. Lactobacillus fermentum RC-14 inhibits Staphylococcus aureus infection of surgical implants in rats. J Infect Dis 2002;185(9):1369-1372.
Veer, P., et al. Consumption of fermented milk products and breast cancer: a case-control study in The Netherlands. Cancer Res 1989;49:4020-4023.
Le, M. G., et al. Consumption of dairy products and alcohol in a case control study of breast cancer. JNCI 1986;77:633-636.
Biffi, A., et al. Antiproliferative effect of fermented milk on the growth of a human breast cancer cell line. Nutrition and Cancer 1997;28(1):93-99.

7　健康で、美しく、幸せになる方法

Rele, A. S. and Mohile, R. B. Effect of mineral oil, sunflower oil, and coconut oil on prevention of hair damage. J Cosmet Sci 2003;54(2):175-192.
Kabara, J. J. The Pharmacological Effect of Lipids. Champaign, Ill: The American Oil Chemists' Society, 1978.
Nadkarni, K. M. Cocos Nucifera. In: Indian Materia Medica with Ayurvedic, Unani – Tibbi, sidha, Allopathic, Homeopathi and Home remedies 3rd Ed. Bombay: Popular Prakashan. 1976, p 363-364.
Chowhan, G. S., et al. Treatment of tapeworm infestation by coconut (co-cos-nucifera) Preparations. Journal of the Association of Physicians of India 1985;33(3):207-209.
Trinidad, P. T., et al. Nutritional and health benefits of coconut flour: study 1: The effect of coconut flour on mineral availability. Philipp J Nutr 2002;49(102):48-57.
Lupton, J. R. and Turner, N. D. Potential protective mechanisms of wheat bran fiber. Am J Med 1999;106(1A):24S-27S.
Jacobs, D. R., Jr., et al. Is whole grain intake associated with reduced total and cause-specific death rates in older women? The Iowa Women' s Health Study. Am J Public Health. 1999;89(3):322-329.
Mozaffarian, D., et al. Cereal, fruit, and vegetable fiber intake and risk of cardiovascular disease in elderly individuals. JAMA 2003;289:1659-1666.
Spiller, G., and Freeman, H. Recent advances in dietary fiber and colorectal diseases. Am J Clin Nutr 1981;34:1145-1152.
Campbell-Falck, D., et al. The intravenous use of coconut water. Am J Emerg Med 2000;18(1):108:111.
Pummer, S., et al. Influence of coconut water on hemostasis. Am J Emerg Med 2001;19(4):287-289.
Anzaldo, F. E., et al. Coconut water as intravenous fluid. Philipp J Pediatr 1975;24(4):143-166.
Recio, P. M., et al. The intravenous use of coconut water. Philipp J Surg Spec 1974;30(30):119-140.
Ludan, A. C. Modified coconut water for oral rehydration. Philipp J Pediatr1980;29(5):344-351.
Zhao, G., et al. Effects of coconut juice on the formation of hyperlipidemia and Atherosclerosis. Chinese Journal of Preventive Medicine 1995;29(4):216-8.
Macalalag, E. V., Jr. and Macalalag, A. L. Bukolysis: young coconut water renoclysis for urinary stone dissolution Int Surg 1987;72(4):247.
Poblete, G. S., et al. The effect of coconut water on intraocular pressure of normal subjects. Philipp J Ophthal 1999;24(1):3-5.
Mantena, S. K., et al. In vitro evaluation of antioxidant properties of Cocos nucifera Linn. water. Nahrung 2003;47(2):126-131.
May, C. D. Food allergy: Perspective, principles, and practical management. Nutrition Today Nov/Dec 1980, p 28-32.

著者略歴

ブルース・ファイフ / Bruce Fife

著述家、講演家、公認栄養士、自然療法医。『Coconut Water for Health and Healing』『The coconut Oil Miracle』『Eat Fat, Look Thin』を含む20冊以上の著書がある。『Healthy Ways Newsletter』の編集・発行人。ココナッツの健康と栄養面について一般に普及を図る団体、ココナッツ・リサーチ・センターの所長。ココナッツに関する国際的な権威として知られている。ココナッツオイルの健康効果に関する医学的研究を、初めて一般の人が理解できるように発表した。また世界中を旅して、医療専門家や一般市民にココナッツの知識を伝えている。そのため、多くの人から敬意を込めて「ココナッツ博士」と呼ばれている。

監訳者略歴

白澤卓二 / しらさわたくじ

[順天堂大学大学院医学研究科 加齢制御医学講座 教授]

神奈川県生まれ。1990年千葉大学大学院医学研究科博士課程修了、医学博士。東京都老人総合研究所病理部門研究員、同神経生理部門室長、分子老化研究グループリーダー、老化ゲノムバイオマーカー研究チームリーダーを経て2007年より現職。専門は寿命制御遺伝子の分子遺伝学、アルツハイマー病の分子生物学、アスリートの遺伝子研究。日本抗加齢医学会理事のほか、所属学会多数。著書は、『100歳までボケない101の方法』『老いに克つ』『免疫力をアップする、塩麹のおかず』『100歳までボケない手指体操』『100歳までサビない生き方』『「砂糖」をやめれば10歳若返る!』など100冊を超える。

健康で、美しく、幸せになる！

ココナッツ癒しパワー

2015年5月1日　初版第1刷発行

著　者　　ブルース・ファイフ
監　訳　　白澤卓二

協　力　　清水加奈子（管理栄養士）
装　幀　　川村哲司（atmosphere ltd.）

発行者　　戸部慎一郎
発行所　　株式会社医道の日本社
〒237-0068
神奈川県横須賀市追浜本町1-105
TEL 046-865-2161
FAX 046-865-2707

製本・印刷　ベクトル印刷株式会社

本書の内容は、著者による調査および著者の
個人的体験などを基にまとめられています。
一部、日本の実情に即さない内容が含まれています。

ISBN978-4-7529-7017-0